针灸名家的
独门诊治秘方

一穴解痛

孙茂峰——

著

青岛出版集团 | 青岛出版社

图书在版编目（CIP）数据

　　一穴解痛：针灸名家的独门诊治秘方 / 孙茂峰著．—青岛：
青岛出版社，2024.5
　　ISBN 978-7-5736-1550-3

　　Ⅰ. ①一… Ⅱ. ①孙… Ⅲ. ①针灸疗法 Ⅳ. ① R245

　　中国国家版本馆 CIP 数据核字（2024）第 037426 号

本书通过四川一览文化传播广告有限公司代理，经远足文化事业股份
有限公司(幸福文化)授权青岛出版社出版中文简体字版本。

山东省版权局著作权合同登记号 图字：15–2021–332号

YI XUE JIE TONG: ZHENJIU MINGJIA DE DUMEN ZHENZHI MIFANG

书　　名	一穴解痛: 针灸名家的独门诊治秘方
著　　者	孙茂峰
出版发行	青岛出版社(青岛市崂山区海尔路 182 号, 266061)
本社网址	http://www.qdpub.com
邮购电话	0532–68068091
责任编辑	傅　刚　张学彬　E-mail: qdpubjk@163.com
校　　对	刘　青
装帧设计	林　源
排　　版	青岛新华印刷有限公司
印　　刷	青岛新华印刷有限公司
出版日期	2024 年 5 月第 1 版　2024 年 5 月第 1 次印刷
开　　本	16开(710mm×1000mm)
印　　张	18
字　　数	185千
书　　号	ISBN 978-7- 5736-1550-3
定　　价	58.00元

编校印装质量、盗版监督服务电话　4006532017　0532-68068050

无私大爱　当代华佗

　　听到出版社要帮孙茂峰院长出书时，我当时真的被吓了一跳，心想：这是真的吗？经过查证这不是假消息！让我如此吃惊的原因有两点。一、以孙院长的辈分及实力，其医术早已声名远播。名家拥有的经验及医术，依中医千年来的传统，往往秘而不宣，也就是所谓的"祖传秘方"。但孙院长却愿意无私地公开其数十年来的宝贵经验，让普通民众也能雨露均沾其硕果，此种无私大我的心志，可算是空前绝后。二、我这路边摊的小医师能有这殊荣来推荐孙院长的大作，实在是我毕生的荣幸。

　　我对孙院长的实力早有耳闻，故我一直相当渴望能一睹孙院长的风采，无奈时候未到，仰慕者众，还轮不到我，但梦想终有实现的一天。两年多前，台湾马偕纪念医院开始筹划中医门诊，因工作关系，总算有良机能够和神交多年的孙院长见面。孙院长的气度及谈吐，真的是让人大开眼界，只短短几分钟，他就将我们心中担心的难题全部解决，不似有的学者理论虽然很强，但临床上或许就不一定是强项。孙院长最让人刮目相看的，就是他让马偕这家有着140多年历史的西医老店，在完全没有中医基础的情况下，经过几个月的时间就快速成立起中医部。而且在孙院长的领导下，一开诊，其门诊量马上跃居马偕医院的前列。想要挂孙院长诊号的患者，更是大排长龙。

孙院长不只医术高超，其视病犹亲的医德更是口碑载道，许多疑难杂症经孙院长的妙手诊治后，都顺利痊愈了。如今孙院长的经典之作——《一穴解痛》，不但可以帮助人们处理许多常见的身体不适问题，而且也是养生保健必备的工具书。在此预祝新书发行成功，让更多的人凭借此书的专业知识得到健康与祝福。

台湾长照医学会理事长　刘伯尔尼　敬书

2019 年 8 月 15 日

针灸是我承前启后、
责无旁贷的使命

经络，在传统医学眼里，是人体气血循环通行的道路。虽然它看不到、摸不着，却可以借助针灸、按摩、推拿、艾灸、刮痧等方式予以刺激，发挥以穴通经、以经通脉、调理脏腑、畅通气血、调和气机、平衡阴阳等作用，亦即治疗疾病和预防"未病"，故古人常云"经之所过，病之所治；通则不痛，痛则不通""上医治未病，中医治欲病，下医治已病"。相较于其他治疗方式，针灸具有见效快、省时间、不用吃苦药的优点。

我在"中国医药学院"（"中国医药大学"前身）中医系求学时（当时必须双主修西医与中医），就对针灸这门学问与技术非常感兴趣，但那个年代，传统医学未受到重视，被外界定位在"另类疗法"，不像西医政策优越、资源多。于是，我也和大多数同学一样，毕业之后选择西医，当了几年儿科医师。后来，有感于现代医学渐渐出现治疗瓶颈，便转念一想，也许可以汲取传统医学的长处以补其不足，于是攻读中医相关专业，师承台湾第一位中医针灸博士林昭庚教授及台中东势名医钟永祥先生，埋首尽心研究针灸用于小儿脑性麻痹及中风后遗症的治疗，希望能帮助为此疾病所苦的广大患者，至今一晃眼已超过 30 年。

　　在这一段行医的过程中，我发现扎针不难，但要能选择适合的针刺位置、搭配穴位来增加疗效，就需要多年累积的临床经验。本书即是集结我一路走来，利用针灸治疗患者的实践结果和研究浅见，除了验证、发扬老祖宗的智慧，并与今日的医学接轨外，也可让一般民众参考书中提及的经络与穴位，以按摩、推拿、热敷或刮痧等方法，治疗相应的疼痛或疾病。生病找医师，健康靠自己。别忘了人体中自有大药，将其妥善发挥、运用得当，是现代人之福。

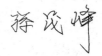

目　录

1

目录

第二篇 对症应用篇

第一篇　基础知识

了解取穴定位、治疗手法，才能事半功倍

✿ 人体自有大药：经络和腧穴

❖ 什么是经络

《灵枢·本藏》曰："经脉者，所以行血气而营阴阳，濡筋骨，利关节者也。"

上面这段话，是《黄帝内经》对于经络的一段解释，要理解其中含义，必须先知道中医所谓的经络究竟指的是什么。从字面上来看，"经"有路径之意，是经络系统的主干，用一棵树来比喻的话，就是枝干的部分；而"络"有网络的意思，是经的分支，就好比树干旁边的小枝杈。

"经络到底是什么？"我想这是很多学习中医的人一开始就想要问的问题。然而，尽管现代科技已经十分发达，全球也有无数的科学家在研究针灸这门古老的医学，但对于经络，至今仍未有一个很好的解释。我想各位读者也不必执着于探索其本质，打一个简单的比方，你们都看过在天空中翱翔的飞机，有人知道它们所谓的航线长什么样子吗？这条线虽然看不着摸不到，却是全世界的飞机都需要遵循的飞行道路，经络的概念也是如此。对于经络，最简单的说法就是"气血通行的道路"。

如果把大树比作一个人的身体，那所有的枝干，就如同经络的分布和走向，有大如树干的重要干线，也有细如小枝的支线，就像一个网络系统联系全身，将营养物质输送到体内的各组织器官一样。

如果一位快递员要将包裹从北京送到上海，该怎么准确送达呢？首先，需要知道路名。当然，路有路名，经脉也有名称。就好比一段完整的地址，包括什么市、什么区、什么路，而经脉的地址包括部位、六气和脏腑。部位分为手、足，六气分别是太阳、少阳、阳明、太阴、少阴、厥阴，脏腑则为五脏六腑加上心包共十二个。依循这样的规则，可以整理出十二条经络的名称，如下表。

知道路名以后，快递员就可以放心地出发了。不过，已经知道了所在市、区、路、巷，那门牌号码是多少呢？接下来，就必须了解位于经脉上的腧穴。

部位	六气	脏腑	部位	六气	脏腑
手	太阴	肺	手	阳明	大肠
手	厥阴	心包	手	少阳	三焦
手	少阴	心	手	太阳	小肠
足	太阴	脾	足	阳明	胃
足	厥阴	肝	足	少阳	胆
足	少阴	肾	足	太阳	膀胱

❖ 什么是腧穴

腧穴，即我们一般所称的穴位。说到穴位，可能首先映入大家脑海中的是精彩的高手过招，在紧张的打斗中分出胜负的点穴那一瞬，败者一阵酸麻，全身无力。我相信各位对于点穴一定不陌生，但是真的说到穴位，可能都会眉头一皱，一脸茫然吧。要讲腧穴，还是必须先从字面上来了解它的意思。

"腧"（音"树"）有输布流注之意；"穴"则是孔隙，乃形容皮肉筋骨中间有空隙的存在，古书有气穴、骨空等名称记载。"输布流注"就是经络气血内外输注之处，简单来说，穴位是一个调理脏腑经络气血的地方，除了可以作为疾病的治疗点之外，更可作为诊断的依据，其隆起或凹陷，抑或是附近的血管颜色，其中都暗藏着这条经脉及其所属脏腑的生理功能信息。临床上也有许多医师利用穴位点的按压，来评估此条经络的正常与否，比如只轻轻按压便有异常酸疼的感觉，可能暗示着身体某处发生病理变化。

❖ 经络穴位是人体的治病良药

经络理论和针灸学起源于何时，虽然历史上没有文字记载，但一般认为是新石器时代。由于人们在按压身体某些部位时发现能够缓解酸痛不适的状况，于是渐渐地体会到穴位的存在；而古人制造

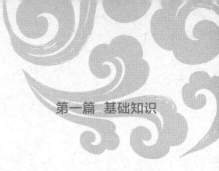

出一些简单的器具用以刺激这些部位，甚至用尖锐的石器划开疮疡脓肿，这便是针具的滥觞，又称之为"砭石"。

随着被发现的穴位点越来越多，借助当时人们掌握的一些简单的医学解剖知识，这些点就变成了一条条线串联在一起了。在早期被发掘的坟墓中，就有类似简易经络线条的文献。随着医学知识累积越来越多，逐渐形成了十二经脉的架构。

综上所述，经络和穴位是古人在临床治疗中慢慢发现的。因此，经络穴位本身就是人体一种自愈力的表现。借助按摩或是拍打身体某些特殊的部位，让本来淤塞不通的经脉得以疏通；或是按压几个穴位使体内某脏腑的气血畅通，都是民众平时在家里就可以做到的免费的治病良方。

❖ 简易取穴定位法

穴位的妙用无穷，要想快速掌握并利用其缓解身体不适，首先就必须知道它所处的位置，否则就像手中拿着藏宝图却不识图，遑论去找宝藏了。若是将经络比喻成一条条的河流，找对穴位就好比直接到河边打水；找错位置就如同到旁边的土地去掘井找水一样，效率相差甚远。因此，要看懂这张人体藏宝图，就得先了解一些寻找宝藏的规则才行。

1. 拇指、横指的同身寸法

此法最早载于《千金方》中，其内容为："中指上第一节为一寸，亦有长短不定者，即取于大拇指第一节横度为一寸。"简单来说，就是把患者拇指关节之宽度作为1寸，中指的第二节长度也定为1寸；将食指、中指、无名指三指并拢，以中指第二节为准，其三横指的宽度定义为2寸；将食指、中指、无名指、小指并拢，以中指第二节为准，其四横指的宽度定义为3寸。

这样的手指比量法在临床应用时是十分便利的，但取穴的精准性稍差。事实上并不是所有的穴位都适合以此法来测量，且临床医师在治疗的时候，往往以医者的手指宽度来测量，并针对高矮胖瘦等不同身材的人稍作调整。

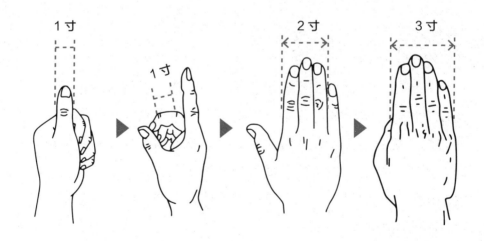

2. 骨度分寸定位法

近代针灸医家总结了前人的经验，以骨节为标志，将两骨节之间的长度折量为一定的分寸，作为量取穴位的标准，这种假定、折量的长度，称为"骨度"。

【头部】

（1）由前发际正中到后发际正中为 12 寸。

（2）两眉中间到前发际为 3 寸。

（3）后发际正中直下到第七颈椎骨突高点为 3 寸。

【躯干部】

（1）两乳头之间为 8 寸。

（2）上腹部：心窝上边（胸骨体下缘）到肚脐正中为 8 寸。

（3）下腹部：由肚脐正中到耻骨上缘为 5 寸。

（4）背部：肩胛骨内缘到脊椎正中线为 3 寸。

【上肢部】

（1）上臂：由腋窝纹到手肘横纹为 9 寸。

（2）前臂：由手肘横纹到腕远端横纹为 12 寸。

【下肢部】

（1）大腿外侧：由股骨大转子（臀部侧面可摸到的圆骨突起）

到膝盖后腘窝横纹平齐处为 19 寸。

（2）大腿内侧：由平耻骨联合上缘到髌骨上缘为 18 寸，大腿后面臀横纹到腘窝横纹处为 14 寸。

（3）小腿外侧：膝盖后腘窝横纹平齐处到外踝尖为 16 寸。

（4）小腿内侧：由胫骨内侧髁（膝关节内侧下面高而圆的骨突）到内踝尖为 13 寸。

3. 通过身体的特殊标志来标定穴位

人体原本就有许多特殊标志，例如眉毛、乳头、肚脐、内踝、外踝等等，这些都是常见的取穴标志。如，印堂穴就在两眉头连线的中点，而膻中穴则位于两乳头连线的中点。

取穴定位法是十分重要的内容，可以在阅读后述各个穴位专论时，回头再参考这几页，试着多找几次穴位，久了就熟能生巧喽！知道了定位的方法后，接着就要告诉各位按摩的一些小技巧。

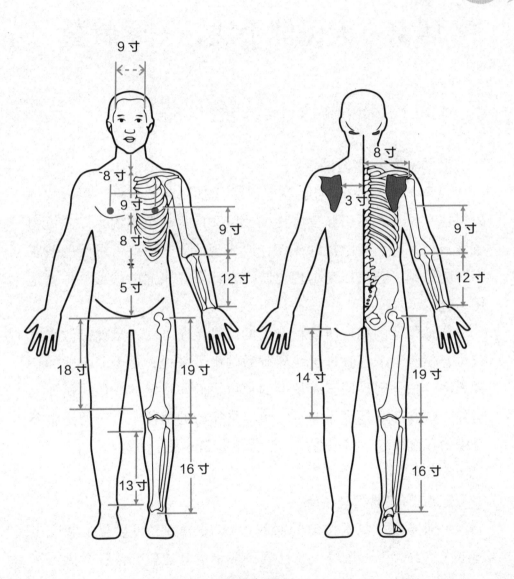

骨度折量寸

居家三大保健手法，一学就会

❖ 徒手按摩的秘诀

1. 穴位的按摩方法

穴位按摩不外乎使用"按压""搓揉"和"拍打"等方式。以按压来说，在不引起皮肤损伤或瘀青的力道范围内，以穴位为着力点做深沉、间歇性的操作，以出现"舒适感或可忍受的酸胀感"为原则。若按压完出现皮肤瘀青或隔日胀痛的情形，那就是用力过度了。

搓揉是范围比按压稍稍增大的一种按摩方式，虽然刺激强度较小，但对于不喜欢过于强烈刺激的患者来说，是十分合适的一种方法。拍打则是用于面积大的部位，而非特定的穴位，例如大腿部、腰背部或是身体的十二条经络循行的部位，针对的是整条经络的气血循环，但相对的刺激强度是最小的。

2. 按摩的时间与频率

一般来说，每次按摩的时间大约 10 分钟，可以早上和晚上各 1 次，每天皆可按摩。急性病一般是取其速效，慢性病则可以1 个月为疗程，之后再根据症状和改善情形，稍作穴位和频率上

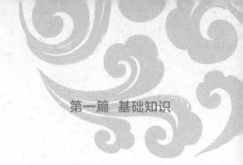

的调整。

3. 按摩介质的选用

按摩介质是指可涂抹在身体上，达到润滑、舒筋活血等作用的物质，市面上有很多，常用的包括滑石粉、红花油、中草药自制膏剂、中草药洗方、凡士林、麻油、生姜汁、精油等等。其实临床上并没有特别的限制，一般小儿按摩适合用滑石粉；慢性疼痛则麻油、红花油、生姜汁等较为适合。然而许多的按摩介质，都含有挥发物和刺激成分，对于皮肤细嫩的小儿或是皮肤较为脆弱的老人，使用时需要格外小心，可先用于小范围皮肤测试，确定无异常反应后再使用，避免皮肤出现损伤和溃疡等。

4. 哪些情形不适合穴位按摩

（1）有伤口的部位，像受到刀伤造成流血，或骨折、筋骨拉伤、烫伤等情况，皆不宜按摩。

（2）正在服用抗凝血剂或凝血功能不佳者，必须小心按摩，力道不宜太强。

（3）月经量大及特殊生理状况不佳者，不宜进行穴位按摩。

（4）孕妇按摩穴位力道宜轻，且不宜按压肩井、三阴交、合谷等感觉强烈的穴位。

（5）过饱或过饥状态、极度疲劳以及喝酒后皆不宜按摩。

（6）患皮肤病如湿疹、脓肿等，皆不宜按摩。

大致了解这些按摩的技巧以后，读者可能会问："除了穴位按摩外，我还能在家里做什么居家保健呢？"其实，除了穴位按摩之外，艾灸、刮痧也是大家皆能自我操作的保健方式，接着我们就用一些小篇幅，来谈谈"艾灸"和"刮痧"的功效。

❖ 艾灸的功能与疗效

"七年之病，求三年之艾"出自《孟子》，大概的意思和"平时不烧香，临时抱佛脚"接近。得了七年的疾病，才急着要寻找三年的陈艾来治疗，这件事告诫人们，凡事平时就应该做到有备无患，事到临头再想办法恐无济于事。那么，这"三年之艾"究竟指的是什么呢？

"针灸"二字，其实可以分为"针"和"灸"两方面来看，针就是常见的利用针具来针刺穴位；灸则是指艾灸，即用点燃的艾炷或艾条熏热穴位的一种治疗方式。

艾属于菊科植物，为多年生草本，能发出特有的香气，入药多用其叶，在全国各地皆有分布，其中又以蕲州（今湖北省蕲春县）的质量最佳。古书多记载艾叶能温通十二经，有逐寒湿、暖子宫、止血、回阳的功效。古代医家缪希雍在《本草经疏》中提及，"燃之则热气内注，通筋入骨，灸百病"。临床多取其温通经络的功能而广泛使用在灸法治疗中。

将艾叶晒干后，将其捣烂去渣，剩下的棉絮状物质称为艾绒，其品质越陈越佳，气味越浓厚，疗效越显著。

市面上目前常用于艾灸的有艾绒、艾条、艾炷和艾粒。艾绒可压制成圆柱或圆锥形状的艾团，为艾炷。艾条（或称艾卷）则是由艾绒加工制成的条状物，有些艾条还在艾绒中添加了一些中药，为药条；艾条可剪切成长短不同的段，称之为艾粒。日常较方便使用的是艾条灸。

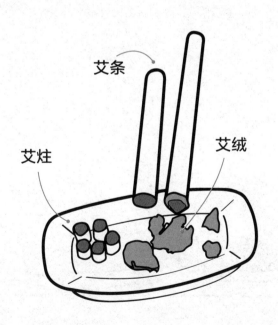

艾条

艾炷

艾绒

13

一般艾条灸的操作方式，是把艾条的一端点燃后，将其对准穴位或患处，距离皮肤约 2~3 厘米进行温灸，以灸处有温热感而无灼热痛为宜，一般每处灸 5~10 分钟，以皮肤微微泛红为度。温灸后若起水泡则不可划破，需消毒包扎，且不应再灸，须等水泡完全吸收以避免感染。灸后建议多饮用温开水补充水分。

艾灸本身温通的效果显著，适用于慢性疼痛，或是属于虚寒体质的患者。然而，目前市面上的艾条质量优劣不一，许多成品点燃后的味道刺鼻，甚至在艾绒内有许多杂质。居家用艾灸，因不像医院有特殊的抽风设备，存在味道久久无法散去的困扰。

现代人常常吃烧烤炸辣食品以及冰凉饮料，许多人都容易有

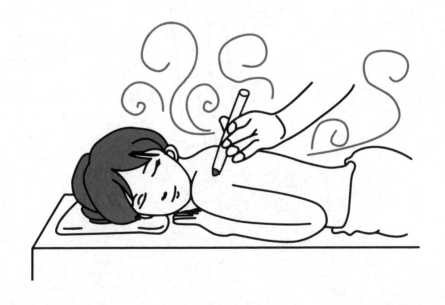

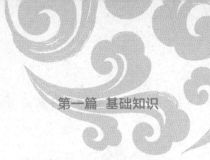

湿热的体质，并不适合用温通的艾灸来治疗。综合以上因素，若患者无法用到温灸的方式，我会建议以热敷或是吹风机热熏来替代使用。

随着现代科技的进步，市面上出现了热敷垫和电毯、吹风机、暖宝宝等各式各样的小物件提供我们取暖之用，其实这些东西都是能够处理身体小酸痛的好帮手。对于长年身体酸痛的患者，我都会嘱咐他们回家时可以利用这些小物件热敷或热熏患处，促进局部的气血循环，带走代谢废物。

尤其洗完澡吹头发的时候，不妨多花个几分钟顺便吹热肚子、腰背和颈部。曾有一名患者跟我表示，自从有了这个好习惯，感冒的次数大幅减少，腰背酸痛的问题也有所改善。本书后面所提到的按摩穴位，其实大多也都非常适合用热疗的方式来加强气血循环。

❖ 现代刮痧，效果既快又好

对于刮痧，相信大家都不陌生，在盛夏太阳炙热的时候，一不小心就容易出现中暑、头晕等不适，此时很多人第一个想到的解决方式就是刮痧。刮痧疗法简单来说，就是利用光滑的硬物或是手指、金属器具等，在人体体表的特定部位反复进行刮、挤、捏等物理刺激，造成皮肤表面出现瘀血点、斑。刮痧用于中暑、感冒和肌肉酸痛是非常有效的。那么，它的原理究竟是什么呢？

正常的人体处于气血畅通的状况。如果有些部位因为肌肉组织的拉伤、扭挫伤，或是持续处于紧张的状态，就有所谓的代谢废物累积在这些位置，从中医的角度来看，即是痰瘀。这些没有排出体外的垃圾，会在局部阻碍身体的代谢，让循环变差，导致垃圾累积更多，形成恶性循环。

上述的状况可以用药物或是针灸解决，但耗时较长，这时候，可直接利用刮痧的方式破坏局部的毛细血管和周边组织，让这些代谢废物能够快速排出。可以把"出痧"想成"给邪气一条出路"。我常形容刮痧是一种大破大立的治疗方法，借助"破坏"来达到排出痰瘀和重建微循环的功能，就好比在体内进行一个大刀阔斧的改革一样。

刮痧的效果是立竿见影的，临床上常广泛用于肩颈僵硬、腰背酸痛、外感发热、急性咽喉炎以及中暑的患者，在治疗过后，他们多半会明显感受到身体舒爽了许多。这和针灸不太相同。针灸是借由针刺一个点来达到穴位循经感传的效果，比较有深度，多半是对单一局部或是整条经络来治疗。简单来说，就是处理点和线的问题。反观刮痧，则是处理面的问题，其治疗范围比较大，但缺点是深度不能像针灸一样，它针对的是体表的肌肉筋膜组织。

刮痧也会出现"晕刮"，和针灸的"晕针"类似，大多见于

第一次尝试、太过疲劳、前一晚没睡好、过于紧张或是空腹前来接受治疗的患者。其症状多为头晕、面色苍白、心慌、出冷汗、四肢发冷、恶心欲吐等。遇到这种情况，应立即停止刮痧，并让患者平卧，饮用温开水，按压其头部的百会穴或是面部的人中穴。绝大多数的患者，经过这样处理后，晕刮的现象就会消失，若症状仍没有改善，则要及时送往医院。

❖ 刮痧的手法和辅具

刮痧常用的器具包含各式各样的刮痧板（多由水牛角或是其他动物角质类所制成）、刮痧棒、硬币和陶瓷的汤匙等。操作前需准备一种润滑的介质，以避免皮肤受损，常见的有固体类的凡士林、乳霜，液体类可用水、麻油、特制的刮痧油或是芳香精油，药剂类则通常选用活血化瘀类中药制剂等。

刮痧的范围一般都以点、线结合来达到面的功效，可分为线状、放射状和点状。

线状刮拭　即从一点向远处呈直线刮拭，多用于颈部、背部、上下肢等部位，这是临床最常使用的方式。

放射状刮拭　即从一点向多方向呈扇形放射，多用于侧头部。

点状刮拭　仅限于局部单点，多应用于病位明确及痛点明显的部位，或对穴位的刮拭。

　　一般操作的手法为，刮痧板与刮拭方向呈 30°~60° 角，速率一致，顺着同一个方向来刮拭。大原则为从上而下、从内而外，力度讲求适当，用力均匀，以患者能耐受为度。若是体弱多病者或小孩、老人，则应该选择相对较轻的力道刮拭。

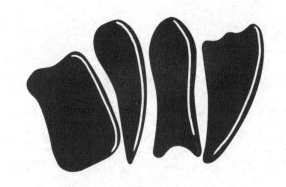

刮痧问答

1. 一定要刮到出痧才有效吗

人体一旦出痧，便是代谢废物排出的现象，因此出痧的效果是较好的，但是不少人认为出痧要越黑越好，其实"越黑越有效"是一个错误的观念。刮痧在中医上属于泻法的一种，若刮的程度太过，会造成特别疲倦的感觉；过分追求深紫色的痧，将皮肤刮破，则会有感染的风险。

此外，能否刮出痧也与个人体质有密切关系，很多人简单刮几下，就有瘀斑出现，但也有人无论怎么刮，就只是出来一点点痧而已。最重要的是，一定要掌握"出痧即止"的原则，只要已经泛出微微红色或淡淡紫红色，就可以停止了。

2. 想刮的地方很多，可以一次刮完吗

许多患者抱着贪小便宜或是多刮多健康的心态，上背部想刮、腰部想刮、大腿也想刮、上臂也顺便刮一下，其实如前述，刮痧是一种泻法，刮的部位太多，会耗失太多阳气，可能造成相反

效果。一般来说，每次刮痧选择一至两个部位即可。刮完后适度地休息，喝点温开水，这样效果会更好哦。

3. 间隔多久可以刮一次

门诊时偶尔会遇到一些"重口味"的患者，隔两三天就来刮痧，甚至在治疗过程中，还会抱怨"怎么这么不够力""哎呀医生，再多个两分钟啦，才刮这么一会儿""这边也顺便刮一下啦"，这类患者多半被一些诊所的医师宠坏了，很多观念是不对的。刮痧不能这么频繁，常规的做法是以痧退了为度，大多需要三至五天，因此建议一周最多刮痧一次即可，让局部组织有修复的时间。若在二至三天内反复刮痧，时间久了会有肌肉发炎甚至纤维化的可能。

4. 刮痧有什么禁忌和注意事项吗

（1）每个刮痧部位，以刮拭不超过 10 分钟为宜，或以出痧为度，切记不可过度刮痧。

（2）刮痧时避免用力过度或是力度不均、节奏不一。

（3）刮痧时应选择舒适体位，注意保暖，并保持室内的空气流通。

（4）刮痧结束后，需避免立刻迎风劳作、喝冷饮或冲凉，宜休息片刻并喝杯温水。

（5）戒食生冷和油腻难以消化之物。

（6）患有血友病或有出血倾向者、危重病症者、月经期女性与妊娠妇女的腹部、对刮痧异常恐惧或过敏者、皮肤破皮有伤口者，均为禁止刮痧的对象。

· · ·

了解了按摩、刮痧和艾灸这几种传统的居家保健方法之后，就要进入我们的重头戏——介绍穴位了。数百个穴位，即使一名初学的中医师，要很快记住所有的穴位位置，也是十分困难的。因此，本书精选一些简单实用的特效穴位，让读者可以好学、好记又方便操作，不仅可以改善自身的小毛病，也能帮助朋友和家人维护健康。

第二篇 对症应用篇

一症一穴，辅以"经之所过，病之所治"，一加一大于二。

❧ 骨骼肌肉疾病

◥ 一、急性腰扭伤：委中穴 ◤

"哎呀，孙医师，我腰痛得连路都走不了，都是因为昨天搬重物时突然闪了一下，现在是坐着不行，站着也不行……"

❖ 一针见效，看患者表情就知道

上述的对话，在我多年的门诊中屡见不鲜。遇到这种情况，我都会请病人趴下，使用委中穴来进行治疗，往往在针完后让患者起身动一动腰部时，就会看到他们边活动边露出一脸难以置信的表情，大多数人在针灸一次后，就会立即见效。这个足太阳膀胱经的委中穴，是我临床处理急性腰扭伤最常用的穴位。

❖ 急性腰扭伤，针灸的疗效显著

治疗这类问题，让我印象最深刻的是一个年轻的运动员，他身强体壮，第一次来看诊时腰却无法挺直，一拐一拐地进入诊室。他说自己是在做深蹲举重时受伤的，我马上利用委中穴来帮他治疗，针完以后请患者起来活动，他先是半信半疑地缓缓起身，之后突然表情一变，整个人弹了起来，竖起大拇指对着我说："真是厉害，几乎全好了！"

急性腰扭伤是针灸临床上常见的疾病，为腰部肌肉、韧带、筋膜等组织的急性损伤所造成，好发于需要搬重物的体力劳动者和长时间弯腰工作的人。在用力不正确或是过度用力的情形下，腰部肌肉、韧带受到过度的牵拉或是扭转导致受伤，症状多呈现持续性疼痛，且患者能明确地指出疼痛的部位，严重者会完全无法走动，连深呼吸、咳嗽、翻身都十分困难。面对这类患者，针灸的疗效十分显著，不只是立竿见影，更会让他们对于中医的治疗感到啧啧称奇。

❖ "十总穴"提及"腰背委中求"

委中穴从字面上看，委就是弯曲之意，而中即为中间的意思。这个穴位非常好找，就在我们膝盖后方腘横纹的中点上，它是临床常常使用的穴位。中医的"十总穴"歌诀中，就有一句叫作"腰背委中求"，可见古人认为腰背的疾病，是非常适合选用委中穴来处理的。一般中医师会在此穴使用针灸或是放血疗法，而一般人则可以用拍打或是按摩的方式来处理，对于腰背部的疼痛或平时的保健，是一种非常有效的好方法！

❖ 具有止痛奇效的十总穴

既然前文已提及中医常用的十总穴，那就在这里简单介绍一下。十总穴是古代医家根据经验总结出的 10 个特效穴。人体穴位共有 300 多个，历代针灸医家通过诊治经验积累，发现了这些治病时的特效穴位。十总穴，顾名思义，乃"十"个可以用来"总"治全身上下症状的"穴"位，包括合谷穴、足三里穴、委中穴和列缺穴，还有支沟穴、内关穴、三阴交穴、公孙穴、阳陵泉穴及阿是穴。

现将"十总穴"歌诀附录于此，供读者们参考，接下来的章节中也会利用到。

肚腹三里留（足阳明胃经之合穴），

腰背委中求（足太阳膀胱经之合穴），

头项寻列缺（手太阴肺经之络穴），

面口合谷收（手阳明大肠经之原穴），

胁肋寻支沟（手少阳三焦经之经穴），

内关心胸胃（手厥阴心包经之络穴），

妇科三阴交（足太阴脾经之穴位），

安胎公孙求（足太阴脾经之络穴），

外伤阳陵泉（足少阳胆经之合穴），

阿是不可缺（疼痛点）。

◆ 取穴 ◆

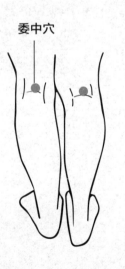

委中穴

【委中穴】

膝盖后方腘横纹的中点处。

❖ 养筋壮骨的杜仲续断茶

若为急性的腰部扭拉伤，要及时就医治疗，不建议以饮用养生茶饮的方式处理；若扭拉伤过了急性期而进入恢复期，或容易反复受伤时，则可以饮用杜仲续断茶来调养。杜仲、续断和牛膝，都是对腰背很好的养筋壮骨药物。

🌱 杜仲续断茶

【材料】杜仲 9g，续断 9g，牛膝 9g。

【做法】以 600 毫升水煎煮，水开后转小火煮 20 分钟，取药汁当茶饮，药渣可用热水反复冲泡饮用至味淡。

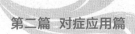

二、小腿抽筋：承山穴

"医生，只要天气一变冷，我的小腿晚上就会不听话，老是抽筋，让我半夜睡也不行，起床也不舒服，早晨起来走路总是痛得要命，一跛一跛的……"

❖ 小腿抽筋，中西医怎么看

许多人都曾有过半夜睡得正香甜，却突然小腿抽筋，痛到惊醒的经历。小腿抽筋通常是腓肠肌产生痉挛的现象，多是体液电解质不平衡，细胞中的钙离子代谢不正常，引起肌肉不自主收缩，西医认为可能是过度疲劳造成的。中医则认为，小腿抽筋可能和肝血不足，或感受到寒邪、湿邪有关。

以中医理论来解释，筋膜、肌腱属于肝所管辖的范围，而肝血就是滋养这些组织的重要物质。生活中常常遇到肝肾亏虚的老人夜半抽筋的问题，这时候中医常使用的方剂是"芍药甘草汤"，它又有一个名副其实的称号叫作"去杖汤"。

不过临床上也有受到寒邪或是体内湿气较重引起的抽筋。中医谓"寒主收引"，所以寒邪会阻滞人体气血的运行，造成气血无法顺利到达小腿，从而引起抽筋；湿邪则有重浊黏滞的特性，就好比一块烂泥巴一样，同样会影响气血运行而导致抽筋。中医经典《黄帝内经》中就有一段话提到"诸痉项强，皆属于湿"。因此，中医师必须根据临床上每位患者的不同状况来做治疗。

在气候湿热的地区，由于湿气引起的小腿抽筋在临床上较为常见，这类患者多半还伴有其他症状，例如头重昏沉感、腰部重着感，古医书甚至用"腹重如带五千钱"来形容这样的感觉，其他还包含舌苔厚腻、大便容易粘在马桶上等情况。

❖ 专治小腿抽筋的承山穴

那么，有没有特效穴位可以改善小腿抽筋呢？这时，就需要用到膀胱经的承山穴了。承山穴位于小腿肚下方正中，在这里，肌肉分成一个"人"字形，承山穴就在"人"字中间，当踮起脚尖时，这个"人"字会特别明显。

说到承山穴，我就想到一个学生的故事。他在跟诊的时候，知道我常常使用此穴处理小腿抽筋的问题。后来他在和同学打篮球比赛时，有队友因为跳起抢球而小腿抽筋，当下剧痛无法走路，只好下场休息。当时没有可以替补上场的球员，大家正一阵慌乱之际，这位跟过诊的同学便冷静地拿出针灸针，往那位队友的承山穴刺下去。一阵提插之后，腓肠肌跳了几下，这位同学便把针抽出了，队友刚开始也是半信半疑，结果起身动了动脚，说："咦？好像没那么痛了！"随后竟又上场，把剩下的比赛打完。当然，这个故事不是一个好的范例，受伤了就应该赶快休息，但是从中也可以知道，承山穴对于小腿抽筋具有良好的缓解作用。

除了对承山穴的按摩之外，运动前拉伸下肢、睡觉时避免冷气和电风扇直吹腿部，以及睡前热敷小腿肌肉等，都是避免半夜小腿抽筋的好方法。

◆ 取穴 ◆

【承山穴】

脚跟往上提，小腿肚正中会出现"人"字形纹，其顶端之下的凹陷处即为此穴。

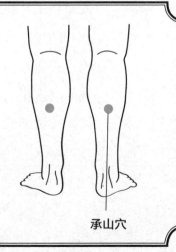

承山穴

❖ 养肾利湿的黑豆茶

若是经由辨证判断，属于湿邪所造成的小腿抽筋，则适合用养肾利湿的"黑豆茶"来处理这类问题。中医认为"色黑入肾"，黑豆茶不仅利湿，滋养肾阴以及乌发的效果也很显著，且黑豆本身含有大量的抗氧化物，能够清除体内的自由基，预防衰老，对于女性来说，还兼具有养颜美容的功效呢！

🌿 黑豆茶

【材料】黑豆 100g。

【做法】（1）黑豆先洗过，沥干再炒，宜用平底锅，让其平均受热不炒焦。等到锅中出现啪啪声响，即为豆皮裂开所发出的声音，炒至超过一半的豆皮裂开即可熄火，待凉后再封装入袋。（2）将黑豆放入 3000 毫升的清水里，用中小火煮 20~30 分钟，取药汁当茶饮，煮后的黑豆可用热水反复冲泡饮用。

三、"妈妈手"：手三里穴

现在这个时代的新好男人其实也不少，操持家务已经不全是妈妈来负责了，因此当我遇到这些因腱鞘炎来就诊的辛苦打理家务的男性时，都会戏称他们得了"爸爸手"。

❖ 年轻人也可能罹患"妈妈手"

其实不管是"妈妈手"还是"爸爸手"，医学上统称为"狭窄性腱鞘炎"，是手背拇指侧的腱鞘纤维组织出现增厚，压迫到下方的拇短伸肌与拇长展肌的肌腱及滑膜所引起的疾病。因为管道狭窄、肌腱及滑膜发炎肿胀，严重时肌腱的滑动会受限或造成粘连。

主要原因大多和日常生活中施力不正确，或是反复用力过度有关，如洗衣服、扭毛巾等。现在随着智能手机和平板电脑的普及，很多年轻人也开始加入"妈妈手"的行列。临床上遇到这类的病人，我会在手三里穴附近寻找一个压痛点，并做穴位的针刺，患者马上就会有显著的疼痛舒缓感。

❖ 经之所过，病之所治

或许有读者会觉得奇怪，为什么很多穴位的选择，都和病灶处有一段距离，比如对"妈妈手"的治疗，为何不使用疼痛处附近的穴位进行针刺，而是选择较远处的手三里穴来处理呢？这就要提到中医"经之所过，病之所治"的理论了。人的十二条正经都有其特定的循行方向，有的从胸部走到上肢末端，有的从头部向下至腰部再到脚底，就像一个完美的公路系统一样，通往人体的各处。

所谓"经之所过，病之所治"的意思，就是该条经络的穴位，可以治疗此经络所有通过之处的病症，例如，手三里穴所在的大肠经从食指出发，上行到手腕、手肘，再到下排牙齿，最后到鼻旁，所以，手三里穴可以治疗许多问题，手腕、手肘的疼痛，甚至是牙齿的毛病，都有可能选用这个穴位。

❖ 即使是同条经络，穴位特性也有所不同

可能读者接着会想，只要每条经络我都懂一个穴位，不就能当自己的全科医生了吗？反正"经之所过，病之所治"嘛！我们

还是以大肠经来举例好了，大肠经有 20 个穴位，就好像一个班级有 20 个同学一样，虽然在同一班，但是能力各有不同，有的会念书，有的擅长画画，有的可能是运动好手，有的则是大胃王……经脉也有这个特色，同样属于大肠经，手三里穴用于治疗"妈妈

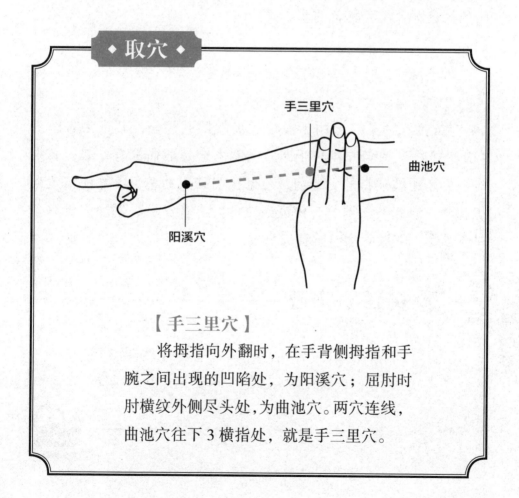

◆ 取穴 ◆

手三里穴

曲池穴

阳溪穴

【手三里穴】

将拇指向外翻时，在手背侧拇指和手腕之间出现的凹陷处，为阳溪穴；屈肘时肘横纹外侧尽头处，为曲池穴。两穴连线，曲池穴往下 3 横指处，就是手三里穴。

手"效果特别好，而鼻塞的问题就要找迎香穴，皮肤痒则是曲池穴好用，各个穴位都有它的特性。更甚者，要清楚哪几位"同学"比较要好，例如曲池和合谷穴，就是一对常出现的组合，经常能发挥一加一大于二的疗效。厘清穴位彼此之间的关系，是一个高明的针灸医师需要具备的基本技能。

❖ 治疗上肢痹症的黄芪五物茶

"黄芪五物茶"适用于慢性发炎的四肢酸痛。其本为古医书《金匮要略》的名方，对于四肢的麻木或是酸痛都有疗效，其中桂枝更是上肢独特的引经药，就好比引路人的角色，能使药效直达病所。但此茶饮不适合辨证属热证的患者饮用，例如天天熬夜口干舌燥、咽喉肿痛、感冒发烧等。

🍃 黄芪五物茶

【材料】黄芪 9g，白芍 9g，桂枝 9g，生姜 9g，大枣 3 颗。
【做法】用 600 毫升热水冲泡，可反复冲饮至味淡。

四、落枕：后溪穴

可能大家都有过落枕的经历吧，早上睡醒后突然觉得肩颈处异常疼痛，没有办法顺利转动脖子，严重者甚至导致头只能歪向一边。这种"歪头族"在中医门诊上也屡见不鲜。

❖ 落枕形成的原因

落枕患者多半是因工作压力大、过于劳累，或者长期姿势不良，或者在前一晚熬夜睡不好，或者刚换了新枕头和床垫不适应而诱发症状。现代医学称其为"急性颈椎关节周围炎"，多表现为颈部周围的肌群扭拉伤，常发于肩胛提肌和斜方肌。由于睡眠时姿势不良，使两侧肌肉长时间处于不平衡状态，一侧过度舒张而另一侧过度收缩，引起肌肉的痉挛。晚上开空调睡觉，或是天气突然变化，更容易造成局部的血液循环变差而诱发落枕。

❖ 八脉交会穴，治疗奇经八脉问题

中医在碰到落枕问题时，同样会遵循"经之所过，病之所治"的理论，可通过颈部后侧的两条重要经络——督脉和手太阳小肠经来做治疗。督脉从肛门上方的长强穴，走到头顶的百会穴，最后到达口腔内的龈交穴，是人体背部正中的一条重要经络；小肠经则走在我们颈部后外侧的区域。

疼痛若发生在背部正中线督脉经过的位置时，可以用督脉的穴位来处理；而偏正中线两侧的区域，则可以选择小肠经的穴位来治疗。但是临床上总会遇到一些不会表达，或是说不出具体疼痛位置在哪里的患者，那我们该怎么办呢？

这时候，后溪穴就非常好用，它不但是小肠经的穴位，更有和督脉相通的特性。此时，必须提到针灸重要的八脉交会穴。古人认为列缺、后溪、内关、外关、照海、申脉、公孙、足临泣八穴，分别通向任、督、阴维、阳维、阴跷、阳跷、冲、带八脉。举例来说，治疗打嗝呕吐的不适，可以选择通冲脉的脾经的公孙穴，而治疗督脉所处区域的问题，则可使用小肠经的后溪穴。在临床上处理一些疑难杂症时，八脉交会穴往往能带来很不错的疗效。

因此，腰背部正中间疼痛可以选用后溪穴来按摩或是针刺。对于中风患者或帕金森病患者，也可以将此穴纳入日常的保健按摩穴位之中。

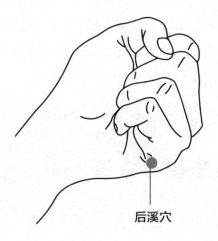

后溪穴

【后溪穴】

手握拳后，掌远侧横纹
的凸起处即是。

❖ 反复落枕可饮葛根生姜红枣茶

针对反复性的落枕，饮用"葛根生姜红枣茶"有一定的疗效。葛根在中医有解肌（解除肌表之邪）的功效，常常用于背部和肩颈僵硬、疼痛的患者；生姜和红枣则是借助调养脾胃来达到补充营养和加强复元的效果。不过需要特别注意的是，急性的落枕疼痛饮用此茶饮效果并不显著，此茶饮主要适用于反复落枕的慢性期。

葛根生姜红枣茶

【材料】葛根 18g，生姜 9g，红枣 3 颗。
【做法】以 600 毫升热水冲泡，可反复冲饮至味淡。

❖ 何谓八脉交会穴

中医上所谓的八脉，其实就是指奇经八脉。奇经八脉虽不列于身体的十二条正经系统之中，但十二正经之中却有八个穴位（如下图）分别与之相通，故称为"八脉交会穴"。

八脉交会穴的名称，首见于明代针灸医家徐凤所著的《针灸大全》一书。

这八穴作为几组固定的配穴，可用于临床上各种疾病的治疗。

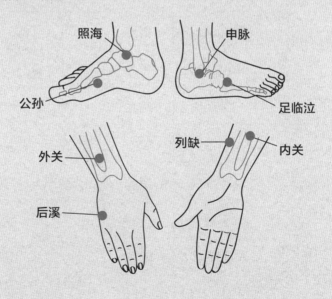

照海　　申脉

公孙　　足临泣

外关　　列缺　内关

后溪

关于八脉交会穴，古人有个歌诀，便于大家记住这八个穴位：

公孙冲脉胃心胸，内关阴维下总同；

临泣胆经连带脉，阳维目锐外关逢；

后溪督脉内眦颈，申脉阳跷络亦通；

列缺任脉行肺系，照海阴跷膈喉咙。

十二正经	交会穴	奇经八脉	会合处
足太阴脾经	公孙穴	冲脉	胃、心、胸
手厥阴心包经	内关穴	阴维	胃、心、胸
足少阳胆经	足临泣穴	带脉	颈、肩、颊、耳、外眼角
手少阳三焦经	外关穴	阳维	颈、肩、颊、耳、外眼角
手太阳小肠经	后溪穴	督脉	颈部、肩胛、耳、内眼角
足太阳膀胱经	申脉穴	阳跷	颈部、肩胛、耳、内眼角
手太阴肺经	列缺穴	任脉	肺、喉咙、胸膈
足少阴肾经	照海穴	阴跷	肺、喉咙、胸膈

1 公孙穴

公孙穴属十二正经的脾经，连通冲脉。冲脉上至头，下至足，贯穿全身，是气血的要冲，能调节十二经气血，故又称"血海"。公孙穴位于足部脚掌骨内侧第一跖骨处，沿着这个骨头按压，感到酸胀的地方就是公孙穴。公孙穴可改善女性的痛经问题，对不明原因的腹痛、胃痛、心痛、胸痛有疗效，也可缓解与胸部、腹部相关的症状。

2 内关穴

内关穴属十二正经的心包经，连通阴维脉。其位置在前臂掌侧，腕部横纹上3指宽处，有安心神、宽胸理气、镇定止痛的功效，也可延缓女性衰老、养颜养心。

3 足临泣穴

足临泣穴属十二正经的胆经，连通带脉。它是胆经上的重要穴位，在足背的外侧，主升发人体少阳之气，可解肝胆郁结、疏肝和胃、解表散热，常用于治疗头痛、腰痛、肌肉痉挛、眼疾等。

4 外关穴

外关穴属十二正经的三焦经，连通阳维脉。阳维脉可联络各阳经。外关穴在前臂背侧，腕部横纹（手腕背侧）往上三指宽处，与正面内关穴相对。若有热病导致的头痛、耳鸣、眼睛肿痛或胸腹部疼痛、喉咙干燥、口苦、牙痛以及感冒所致头痛等，都可以利用外关穴加以改善。同时，它也是具有恢复听力功效的"聪耳神穴"。

5 后溪穴

后溪穴属十二正经的小肠经，连通督脉。督脉主掌一身阳气，又称阳脉之海。寻找后溪穴时可把手握成拳，它就在手掌指关节后横纹尽头凸起处。后溪穴是很常见的养生穴，能泻心火、壮阳气，对于调养颈椎病、慢性腰痛、背痛，治疗身体虚寒，相当有效。

6 申脉穴

申脉穴属十二正经的膀胱经，连通阳跷脉。阳跷脉与阴跷脉主眼睛开合，与我们的睡眠有关。申脉穴位于足部外侧，在外踝尖下方凹陷处。俗语说"人老腿先衰"，指的就是阳气不能通达人体末端。申脉穴是阳中至阳，按压这个穴位能散除体内寒邪，有效延缓腿部衰老，还能让阳气通达头顶。

7 列缺穴

列缺穴属十二正经的肺经，连通任脉。任脉位于腹面正中线，和女性妊娠有关。列缺穴在腕横纹上 1.5 寸，位于前臂外侧（大拇指侧），能感觉到脉搏跳动之处。列缺的主要作用是治疗头颈部疾病，像是落枕、偏头痛等。

8 照海穴

照海穴属十二正经的肾经，连通阴跷脉。阴跷脉主阴气，与身体下肢运动有关。照海穴位于足部内侧，内踝尖的下方凹陷处。主治咽喉肿痛，若搭配肾俞、关元、三阴交等穴，还可治疗月经不调。另外，经常艾灸此穴，能改善五十肩、失眠等症状。

五、脚踝扭伤：阳陵泉穴

脚踝扭伤应该是很多人都有过的经历吧。扭伤后如果不及时处理，脚踝就会迅速肿胀，影响走路和生活作息。

❖ 五行是中医的生理分类观念

刚学习针灸的时候，我最开始接触需要背诵的歌诀，就是大名鼎鼎的"十总穴"（详见第 26 页）。它不只好记，应用的范围也很广泛，比方说"头项寻列缺"，只要是头颈部的问题，都可以使用这个穴位，这对于初次探索针灸、经络的奥秘且有诸多不解的我，是非常实用的。

十总穴里提到"外伤阳陵泉"。为什么外伤皆能用阳陵泉穴来治疗呢？这必须从中医的生理观来解释。

中医将人体的五脏，即肝、心、脾、肺、肾，分别对应古代五行理论中的木、火、土、金、水。常常有人因为中医倡导阴阳五行说就认为中医不科学，其实这只是中医学生理观的分类方式

46

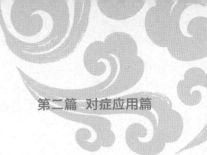

而已。

中医同样把身体其他的组织器官，按照"五"这个数字来划分，于是延伸出"五体""五窍""五液"等概念。其中五体就是筋、脉、肉、皮、骨，肝对应筋，心对应脉，脾对应肉，肺对应皮，肾对应骨。我们常说的肝主筋，意思是肝所获得的精气，会散布到筋，发挥濡养作用。若肝之气血不足，筋得不到充养，便会发生病变。而阳陵泉穴属于足少阳胆经，肝胆又有相对应的脏腑关系，在生理病理上会互相影响，因此阳陵泉穴自然可以用来治疗筋病。

❖ 八会穴——筋会阳陵泉

八会穴是指脏、腑、气、血、筋、脉、骨、髓的精气会聚的八个腧穴，分布在躯干和四肢。八会穴与其所属的八种脏器组织的生理功能有关，分别治疗与之相关的疾病。例如，气会膻中，所以气机不利引起的各种胸闷、气短、哮喘等症状，都可以用膻中穴来处里。同样，筋会阳陵泉，所以治疗筋病的穴位，就用阳陵泉穴。

再回到我们一开始所说的"外伤阳陵泉"就很好理解了，寻常的外伤，像是拉伤、扭伤，从中医来讲，都属于筋的受损和错位，因此可以选用阳陵泉这个穴位来治疗。其中，足踝扭伤者更是需要运用此穴位。

有读者可能会问，为何足踝扭伤不直接按压足踝局部的穴位？对于急性的足踝扭伤，局部会肿胀得十分厉害，此时若对患处按压推揉，可能会造成患处发炎，使伤情更加严重；取远部穴位反而有疏通气机之效，就好比帮阻塞的交通另开辟一条道路进行分流一样，提升效率。

八会	腧穴
脏	章门穴
腑	中脘穴
气	膻中穴
血	膈俞穴
筋	阳陵泉穴
脉	太渊穴
骨	大杼穴
髓	悬钟穴

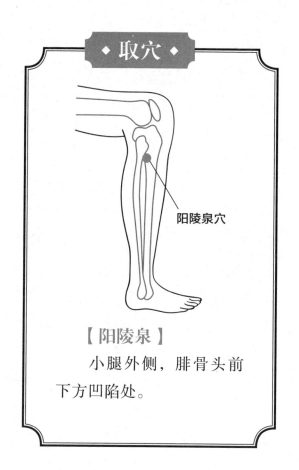

◆ 取穴 ◆

阳陵泉穴

【阳陵泉】
小腿外侧，腓骨头前下方凹陷处。

六、胁肋痛：支沟穴

　　曾有患者告诉我，感冒咳了一个月，两边胁肋处像是抽筋一样疼痛。其实这多半是咳嗽太用力，肋间肌肉拉伤所致，我常常使用支沟穴来处理这样的疼痛问题。

❖ 支沟为何能处理胁肋痛的问题

　　"十总穴"歌诀中提到"胁肋寻支沟"，意思是胁肋区域的疼痛，都可以考虑使用支沟穴来治疗。支沟穴属手少阳三焦经，古代又称为"飞虎"，著名的针灸医书《标幽赋》曾提及："胁疼肋痛针飞虎。"《千金要方》也写道："支沟，主胁腋急痛。"支沟穴为何具有这样的特性呢？这就要从经过胁肋的经络来解释。

　　肝经和胆经的经络走向都和胁肋有关，《黄帝内经》提到，肝经"上贯膈，布胁肋"，胆经"循胁里"，并有"三日少阳受之，少阳主胆，其脉循胁络于耳，故胸胁痛而耳聋"的论述，这些都明确指出胁肋痛主要责之于肝胆。

支沟穴所在的手少阳三焦经，和足少阳胆经都有"少阳"二字，为同名经，就好比同姓氏的兄弟一样，而在经络的循行路线中，胆经又走在三焦经之后，彼此是上下接经的关系，就像是接力赛的前后棒，因为这样的关联，支沟穴可以有效治疗胁肋疼痛。

❖ 带状疱疹后遗神经痛，支沟也可派上用场

临床上无论是肋间神经痛、肋间肌拉伤，还是带状疱疹后遗神经痛都可以应用支沟穴。曾有一位老妇人因为带状疱疹后遗神经痛来求治，提到胁肋痛，她边说边流泪，可以想象有多么痛。了解到她无论是吃止痛药物还是推拿按摩都无法缓解症状，我便用支沟穴搭配其他穴位来治疗。几次治疗之后，老妇人已经不再疼痛，其效果之好也让我非常惊讶。

胁肋痛以肝气郁结的证型较为常见，这类病人多半工作压力很大，胸闷不舒服，老是在叹气，胁肋部的疼痛多是胀痛，每每发生在情绪变化之时，这就是中医所认为的"肝气郁结"。现在不少人生活压力大，又总是坐着不运动，久而久之肝胆经的气血运行都慢了下来，就像身体内出现大堵车一样，堵在胸胁处当然会出现胸闷胁痛的症状。

这时除了按压支沟穴，也可以用甩手的方式来疏散淤积的气血。当然最重要的，还是要好好调节情绪压力，适度放下手边工作，站起来走走路散散心，才能让肝胆经的气血运行恢复正常。

◆ 取穴 ◆

【支沟穴】

前臂背侧，腕背横纹上 3 寸（约 4 横指宽），尺骨与桡骨之间。

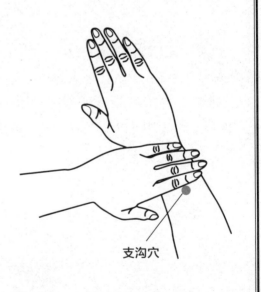

支沟穴

❖ 让心情畅快的玫瑰疏肝茶

在心情郁闷、不开心的时候，不妨来一杯"玫瑰疏肝茶"吧！此茶饮不仅能够缓解肝气郁结、工作压力大或是成日郁郁寡欢所造成的胁肋痛，也能让一天累积的压力得以释放。方中的玫瑰花、佛手柑、薄荷都具备疏肝解郁的功能，尤其是佛手柑更有行气止痛的效果，若是肝气郁结造成的胸闷腹胀，饮下一杯即有舒畅缓解的疗效。

 玫瑰疏肝茶

【材料】玫瑰花 6g，佛手柑 6g，薄荷 3g。

【做法】以 500 ～ 600 毫升热水冲泡饮用，可反复冲饮至味淡。

七、肩颈酸痛：肩井穴

"孙医师，我的肩颈僵硬已经好几年了，每次去按摩推拿，师傅都说我的肩膀硬得像石头一样，推一推会舒服些，可是日子久了不只脖子僵硬，连手都发麻……"

❖ 肩颈酸痛是现代人的文明病

随着科技进步，久坐于办公室盯着电脑，应该是大多数上班族无法避免的工作状态。在地铁、公交车、高铁上，几乎人人都在低头"刷机"。由此带来的，不只是眼睛的疾患增加，肩颈酸痛的问题也日渐严重。长久的姿势不正确，也容易引起颈部肌肉、韧带与椎间盘过度疲劳，产生颈椎间盘突出及骨质增生等颈椎疾病。不要小看这些问题，肩臂酸痛，甚至是头晕、精神不佳、视物模糊不清，可能都是颈椎疾病造成的。

❖ 肩井穴松肌肉、解僵硬

我在治疗低头族的肩颈酸痛时，都会用到肩井穴。从解剖位置来看，肩井穴位于肩胛提肌、冈上肌和斜方肌等肌群处。这些肌群负责肩颈部的肌肉活动，因此放松这些肌群，对于缓解僵硬的脖子肩膀自然十分有效。不过，这是现代医学的治疗观点，中医又是怎么看待此穴呢？

肩井穴是手少阳三焦经、足少阳胆经、足阳明胃经和阳维脉之交会穴，在这几条阳经到达头部前，都需要经过肩井穴这个地方，就好比是一个超大型的中继站，可想而知，此处为运送气血至脑部的重要穴位。

"肩井"，顾名思义，就是古人喻其为一口井。井，是水从地下涌上来的通道，按压肩井穴，就像是掘井取水般，使人体下方之气血能够上涌而重新运行，有时稍微按揉肩井穴，就会让人有头脑为之一醒的感觉。遇到那种肩膀硬得像石头般的患者，可以用拿法这样的强刺激方式。拿法是大拇指和其余四指相对用力，将肩井穴的肌肉丰厚部位提拿起来再放开。注意，第一次使用切勿太过用力，免得刺激性太强造成头晕等不适。

临床在针刺此穴时，需要十分注意。此穴深部即为肺尖，曾有少数针灸案例，因针刺过深，扎到肺部造成气胸。因此，若垂直方向进针时，深度必须特别小心，但若是平行皮肤的方向进针，就没有气胸的顾虑了。

❖ 拍肩井穴会流产吗

古时有使用肩井穴来治疗难产的记载，显示此穴或许有促进孕妇宫缩的功能。民间有一种说法是孕妇不能被拍肩膀，如果打到肩井穴可能会有流产的风险。其实，肩井穴在临床上并没有这样的特殊作用，除非是过度按摩刺激所造成的疼痛，才有增加子

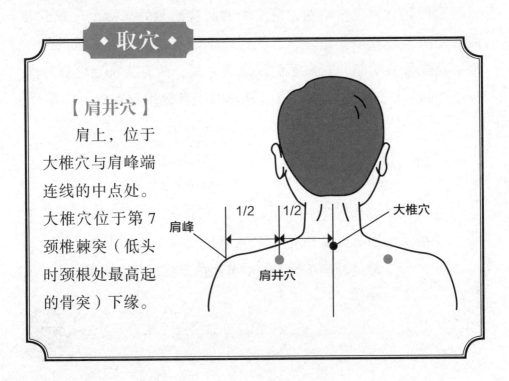

◆ 取穴 ◆

【肩井穴】

肩上，位于大椎穴与肩峰端连线的中点处。大椎穴位于第7颈椎棘突（低头时颈根处最高起的骨突）下缘。

1/2　1/2　　大椎穴

肩峰

肩井穴

宫收缩的可能，轻度的放松按摩，并不需要担心这种问题。

❖ 肩颈僵硬，来碗葛根止痛茶

肩颈僵硬的人实在很多，而且这些患者临床针灸的效果总是无法持久，追根究底还是不良姿势和习惯造成的。所以，这些患者除了平日的穴位按摩外，更需要配合茶饮来加强疗效，其中葛根就是治疗肩颈问题非常重要的一味中药。

葛根是豆科藤本植物，是常见的药食同源的植物，具有不错的放松肌肉的效果。此外，现代药理学证实，葛根有扩张血管、增加血流量的功能。对肩颈僵硬患者来说，改善局部血液循环是很重要的一环，因此临床在开立药物时，常常用到葛根。

葛根止痛茶

【材料】葛根 15g，白芍 9g，炙甘草 15g，川芎 6g。

【做法】以 600 毫升水煎煮，水开后转小火煮 20 分钟，取药汁当茶饮，药渣可用热水反复冲泡饮用至味淡。

八、腰背保健穴：肾俞穴

　　"医师，我还在念大学，但老是腰背酸痛，常常打个球腰部就会受伤，朋友总是笑我'肾虚'，可是我去医院的肾脏科检查，却没有任何肾脏方面的疾病，我很担心，难道我以后真的要透析吗？"

❖ 中西医，"肾"字意义大不同

　　上述这种门诊常见的问题，有时令我啼笑皆非，但也真正反映出人们对于中医名词的不了解。中医所谓的"肾"，其实并非单指肾脏这个器官。

　　古代因为阴阳和五行理论的盛行，使得中医在各种系统划分上常会利用到五行的概念，这样的分类法和西医有很大的不同之处。中医的"肾"，其实包括了非常多的功能。

1 肾藏精：与生殖能力以及人的生命活动力相关。男性肾虚可能引起阳痿、精液稀少；女性肾虚可能引起月经量少、闭经，甚至不孕。

2 肾主水：与人体水液的代谢和排泄功能相关。此类功能若是虚损，则可能导致尿频、小便清长、遗尿、下肢水肿等。

3 肾主骨生髓：与骨骼发育密切相关。

4 肾主纳气：与呼吸系统相关，与肺相互合作调控呼吸。一般老年人常有上气不接下气的症状，我们称为"肾不纳气"。

5 腰为肾之府：肾是掌管腰部最重要的脏腑，腰为肾之精气所覆盖的区域。肾气充足则腰脊坚挺有力，反之则腰脊酸软无力。

若要从现代医学的观念切入，肾藏精的功能和生殖系统相关；肾主水则和泌尿系统相关；肾主骨生髓，又和骨以及骨髓有关联；肾主纳气与呼吸系统有关；腰为肾之府，肾与骨骼、肌肉、关节有关。因此，临床上若有一位中医师将病人诊断为肾气虚，并不一定是指患者的肾脏出了问题，而可能是上述其中一个系统出现毛病，切勿产生不必要的恐慌心理。

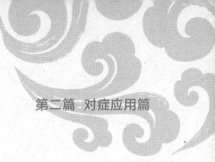

❖ 腰背慢性酸痛，按压肾俞穴

回到主题，有人常常会腰背酸痛，一般是腰部肌肉长期慢性劳损造成的，这和前面所述的"腰背委中求"意义不大相同。委中穴治疗的疼痛，多属于急性的腰背闪挫伤，若是长期的劳损或因久坐办公室、天气变化、搬重物引起的异常腰酸等情形，就比较适合按压足太阳膀胱经的肾俞穴。

❖ 久病必虚，找出虚损处

肾俞穴不只是治疗慢性劳损所致腰部酸痛的常用穴，也是治疗椎间盘突出造成的坐骨神经痛之常用穴位。中医认为"久病必虚""正气存内，邪不可干"，意思是长期的慢性疾病，多半都伴有虚证，若本身的正气不虚，外邪自然不会来犯。中医师需抽丝剥茧，寻找虚损到底在何处。

肾俞穴对于腰部的保健，在有名的八段锦中也可看出端倪，里面的第六式"两手攀足固肾腰"的动作，就是利用双手按摩腰背肾俞等穴位，同时使人体的足太阳膀胱经得到拉伸，以此达到预防保健的目的。

◆ 取穴 ◆

肾俞穴

【肾俞穴】

腰部第 2 腰椎棘突下（命门）旁开 1.5 寸处。若不知道第 2 腰椎在何处，可用和"肚脐"齐平的脊椎即为第 2 腰椎的方法寻找。

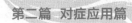

❖ 补肾护腰的杜仲续断茶

茶饮方面，可饮用治疗反复腰扭伤的"杜仲续断茶"来保养。杜仲和续断都是补肾护腰的重要中药，牛膝则是一味引经药，扮演引药直达病所的角色。不只是腰部酸痛，凡是腰背下肢的不舒服，或是产后腰酸，辨证属于虚证者，都可以用此茶饮来达保健之效。

杜仲续断茶

【材料】杜仲 9g，续断 9g，牛膝 9g。

【做法】以 600 毫升水煎煮，水滚后转小火煮 20 分钟，取药汁当茶饮，药渣可用热水反复冲泡饮用至味淡。

61

九、足跟痛：照海穴

有些病痛是忍过去就海阔天空，例如吃坏肚子、感冒身体酸痛、急性扭伤、被器物夹伤割伤，虽然当时疼痛难耐，但是等到身体康复时，往往就像船过水无痕。但是足跟痛就不一样了，走路不舒服，站着也怪怪的，让人十分苦恼……

❖ 最常见的原因：足底筋膜炎

足跟痛的原因有很多种，像是跟腱炎、跟周滑囊炎、踝管综合征等，但最常见的是足底筋膜炎。

足底筋膜炎是一种退行性的足部疾病。为什么它的痛点大部分在脚跟呢？这是因为人体约60%的重量落于此，是足底筋膜最容易受损的地方。

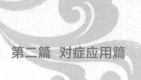

足底筋膜是一层结缔组织，范围从脚跟延伸到脚趾，除了支撑的功能外，也能在运动时吸收来自地面的反作用力，就好比一个缓冲的软垫一样。如果因年龄增大或运动过度、体重过重等使得周边肌肉和韧带超过负荷，足底筋膜就必须承受多余的冲击力，久了便会导致足底筋膜炎。

发病典型症状就是早上起床着地时，脚跟处疼痛，很不舒服，稍微活动走路后会缓解，久站久行后疼痛又会加剧。

❖ 中医多从肾经治疗足跟痛

我们同样会采用"经之所过，病之所治"的方式治疗足跟痛。《黄帝内经》曾提到："肾足少阴之脉，起于小趾之下……循内踝之后，别入跟中。"从文字叙述里可以得知，肾经经过脚跟，因此肾经是治疗足跟痛的首选经络。

❖ 善于治疗足跟痛的照海穴

临床上我最喜欢选用照海穴来治疗足跟痛，疗效是立竿见影的，很多长期足跟痛的患者一针完，马上会有显著的改善。不过，对于长有跟骨骨刺的患者来说，效果会较差一些，但还是能有一定程度的改善。

照海穴在足内踝下方，有别于一般医师采用垂直皮肤方向入针，我习惯往足底方向进针，若在针刺时穴位附近出现肌肉跳动的反应，往往能有更好的疗效。

❖ 搭配补肾药物治疗

足跟痛大多是肾经出现问题，因此除了针刺和穴位按摩之外，也可内服补肾药物来加强疗效。这时需要分一下"寒热"。

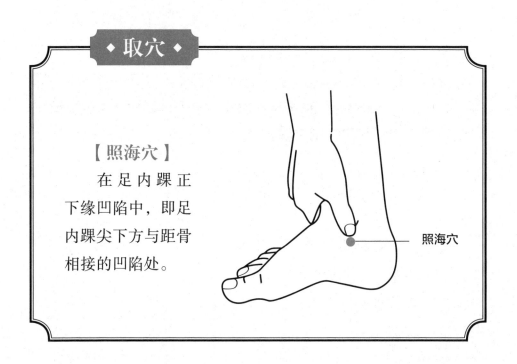

◆ 取穴 ◆

【照海穴】

在足内踝正下缘凹陷中，即足内踝尖下方与距骨相接的凹陷处。

照海穴

若是容易口干舌燥、咽喉痛、压力大、熬夜晚睡、痘痘多的类型，属于偏热证体质，适合用养阴类的六味地黄丸、知柏八味丸、杞菊地黄丸来处理；若是容易手脚冰凉、怕冷、夜尿多、腹泻、疲倦懒言，属于偏寒证体质，适合用补阳类的八味地黄丸、还少丸、右归丸来处理。这样的搭配可以使治疗效果更加显著。

❖ 杜仲续断茶可补足肾气

由于足底痛还是和肾经最有关联，因此平常饮用的茶饮，可使用前面所提到的具有补肾护腰效果的"杜仲续断茶"来作调养。

杜仲续断茶

【材料】杜仲 9g，续断 9g，牛膝 9g。

【做法】以 600 毫升水煎煮，水滚后转小火煮 20 分钟，取药汁当茶饮，药渣可用热水反复冲泡饮用至味淡。

十、膏肓痛：膏肓穴

有些患者肩胛骨内侧附近有明显的疼痛，而且常延伸到胸部，甚至会有胸闷、气短的现象，且容易整日无精打采，严重影响日常生活。

门诊上，有的患者会直接说："孙医生，我好像是膏肓痛耶！会不会已经病入膏肓了？"

❖ 病入膏肓的典故

大家都听过"病入膏肓"这个成语吧？所以，在谈膏肓痛之前当然要先说说这个成语有名的典故。

春秋时代的晋景公病得十分严重，便派人去请名医医缓先生来为其诊病。当晚，晋景公做了个梦，梦中有两个小鬼在对话，其中一个说："糟糕，大名鼎鼎的医缓先生要来了，我们不能在

此久留。"另一个小鬼便胸有成竹地说："不要怕，只要我们躲在肓之上、膏之下，这样不论是哪一位名医、用什么药物都没有用。"

不久，医缓先生到了，经过详细的诊断后，他对晋景公说："你这个病，在肓的上面、膏的下面，用火灸的办法不行，针刺也刺不到患处，汤药更是到达不了，实在是无法医治了。"依据这个典故，"病入膏肓"就被用来形容疾病不治或难治。

❖ 病入膏肓与膏肓痛是两回事

临床上的"膏肓"处疼痛，其实和病入膏肓是不同的概念，古书中对于膏肓的实际解剖位置，未曾有明确的叙述，一般是指病重难治、针药难及的状况，和我们所说的膏肓这个穴位处的疼痛，完全是两回事！

选用膏肓穴治疗膏肓痛，是最快且最直接的方式。膏肓穴附近是斜方肌和菱形肌的位置，久坐、肩颈僵硬的上班族，此处常会出现紧绷的筋结。此穴是很重要的保健穴位，除了局部的酸痛可用之外，更常应用在咳嗽、肺痨、各种慢性虚损疾病。平时居家若能针对膏肓穴施灸法治疗，能发挥扶阳固卫、调和气血的作用，从而使身体保持健康。

❖ 如何按摩膏肓穴

很多患者会问：既然这个穴位如此重要，那么平时要怎么做，才能更有效地按摩膏肓穴呢？我们不妨取一个具有弹性的网球，躺在床上，将网球放在身下穴位处，身体压住网球上下轻轻移动就能达到很好的按摩效果。

◆ 取穴 ◆

【膏肓穴】
背部第4胸椎棘突下旁开3寸，当第4肋间隙近肩胛骨内侧缘凹陷处。

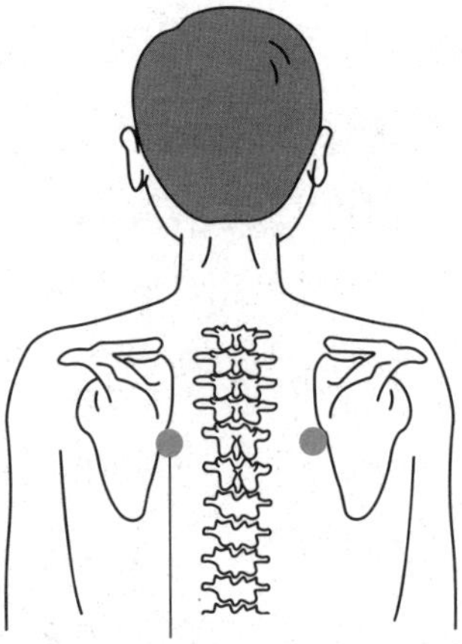

膏肓穴

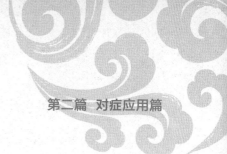

肝胆肠胃系统疾病

一、腹胀气：足三里穴

刚开始学针灸的时候，同学间彼此互扎，是成为一位针灸医师的必经之路。

往往这时候，就可对两人的友情略窥一二。

"哎呀，好酸好酸啊，不要再动针了！"

"好了好了，拜托你出针！"

我常常笑称，针灸的技术，往往是在一阵"哀嚎"之后才能成就的。

❖ 使用足三里穴的亲身经历

足三里穴这个连普通人都耳熟能详的穴位，就是初学中医的人最常练习扎针的地方。小至学生，大到名医，此穴绝对是医者经常使用的重要穴位，说它是中医师吃饭的家伙也不为过。

还记得有一次诊务十分忙碌，从下午看到晚上，中间连休息的时间都没有，好不容易抽出短短的几分钟，狼吞虎咽地吃了一个便当。可能是吃得太赶，加上便当又油腻，吃完以后肚子胀得非常难受，外面众多的患者等着看诊。没办法，只好赶紧给自己的足三里穴扎上一针，一阵酸胀感向下延伸到足背，不自觉打了一个饱嗝，顿时解除了那难受的腹胀。

从中医的角度解释，腹胀其实就是一种严重气滞的现象，可能是短时间吃太饱所造成的，食物积在消化道动弹不得，就好比管线不通，此时胃经的足三里穴就扮演了一个重要枢纽的角色，借助按摩或是针刺，能够重新恢复管线的畅通。

古代有以寸为里之说，因此可以理解，足三里穴位于下肢膝下三寸的地方，一般我们可以使用除了拇指之外的四横指之宽度当作三寸,再从胫骨旁开一寸（大约一个拇指宽），即为足三里穴。

❖ 传说中 170 岁高龄老人的养生秘诀

讲到这个穴位，便联想到一个故事。相传日本德川幕府时代，有一个长寿的人叫作万兵卫，170 岁高龄，就连孙子们有的也百余岁，个个健步如飞，体力异于常人。德川将军询问万兵卫，如何才能像他一样长命百岁，万兵卫回答："这件事情不难，我家里祖传每个月月初八天，连续艾灸足三里穴，坚持不懈，仅此而已。"这个故事真实性如何不得而知，但是从其中可以看出足三里穴的重要性。

❖ 若要安，三里莫要干

"若要安，三里莫要干。"意思是说足三里穴对于改善肠胃道的不适，有着十分重要的作用。常常有外科住院病人在接受手术后无法排气，或有腹胀的问题，我们同样会选用按摩或是针刺足三里穴来改善肠道的蠕动。有些病人针一刺下去，肠子就开始咕噜咕噜叫，紧接着没多久就排气了。

"十总穴"里面称"肚腹三里留"（详见第 26 页），是说腹部肠胃的问题，都可以使用足三里这个穴位来治疗。此外，足三里穴对于提升人体的免疫力也十分重要。中医将人体的免疫力称为"卫气"，而"卫气"的产生和肠胃道吸收营养息息相关。古人常说"若要安，三里莫要干"，表示身体要健康不生病，就必须常常艾灸足三里穴，甚至灸到起水泡，流出组织液，因此称作"三里莫要干"。其实我们并不需要这样，利用简单的按摩以及拍打等方式，就能够达到预防保健的效果。

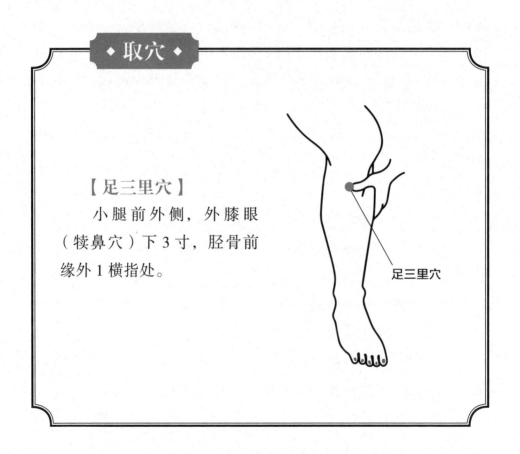

◆ 取穴 ◆

【足三里穴】

小腿前外侧，外膝眼（犊鼻穴）下3寸，胫骨前缘外1横指处。

足三里穴

❖ 快速减缓腹胀的山楂茶

大家是否还记得，以前去中药房或是中医诊所看病，柜台上总会放着一盘山楂饼供患者取食。山楂具有很强的消食、健胃、行气的效果，若是吃了一顿大鱼大肉或是自助餐，吃到饱后腹胀难受，可以马上吃个山楂饼缓解。茶饮则可以饮用"山楂茶"。但需要特别注意的是，不建议没事一直吃山楂，它本身具有较强的消食行气功效，久服反会耗伤人体的脾胃之气；若腹胀难受偶一为之，则不需担心这样的副作用出现。

🍃 山楂茶

【材料】陈皮 3g，山楂 3g。
【做法】以 300 毫升热水冲泡，喝完可反复冲泡饮用
　　　　至味淡。

73

二、打嗝：内关穴

网络上有各式各样的止嗝秘方，像是突然被吓一跳，或是边憋气边喝水，甚至是长时间憋气等等，方法很多，我们首先还是要从打嗝形成的原因说起。

❖ 了解打嗝的病理机制

打嗝是一种神经反射，和膈神经、迷走神经受到过度挤压、刺激有关，当它们被压迫时就会引起打嗝。根据临床经验来看，大多数打嗝都与饮食有关。当吃下太多产气食物或是边吃东西边讲话，或是吃得太急，吞下太多空气，气体会积存在胃底，造成胃部过度扩张，大量气体刺激胃部收缩，连带影响到胃上端的横膈膜，就会在瞬间出现打嗝的反射动作。

偶尔打嗝其实是正常的生理现象，一般在几分钟或是几小时后便会好转，有的要一两天才会渐渐改善。不过当打嗝持续好几

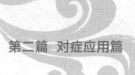

个星期或是数个月以上时，就要当心可能是其他器质性的问题，如中枢神经系统或其他胸腹部的疾病所造成，建议到医院进一步检查。

从中医的角度来看，打嗝就是一个气机上逆的现象，常见的原因包括胃虚失和、痰饮内阻、饮食停滞、肝气犯胃等等，其中还是以饮食停滞最为常见。肠胃道的功能，中医用"胃气"来统括，需要以降为顺，以通为用，若是无法顺利地通降，就会出现气机上逆的情形。

❖ 利用经络治疗打嗝

内关穴是一个止打嗝很有效的穴位，穴位按摩就能达到不错的效果，不一定要用针刺。曾经和几位朋友相伴坐车出游，其中一位朋友一路不停打嗝，询问之下才知道已经打了整整两天的嗝了，我便直接朝他的内关穴按了下去，才按下没多久，这困扰他两天的症状便消失得无影无踪。

为何治疗打嗝会选用内关穴呢？这还是要从这条经络的走向来谈。内关穴为手厥阴心包经的穴位，《黄帝内经》提到心包经的走向时说："起于胸中，出属心包络，下膈，历络三焦。"心包经的循行区域基本上包含了我们人体的胸胁部位，并且通过横膈膜来和三焦联系。因此，内关穴可以解决横膈膜所出现的问题。

75

❖ **同名经的概念**

这里还要介绍一个同名经的概念。人体的正经有十二条，它们的名称既有独特性，也有些许相似性。比方说肺经全名叫作"手太阴肺经"，提示它是经肺走到上肢的一条经络；而脾经全名叫"足太阴脾经"，是经下肢走到腹腔处。你可能发现，为什么这两条经络都以"太阴"二字命名呢？

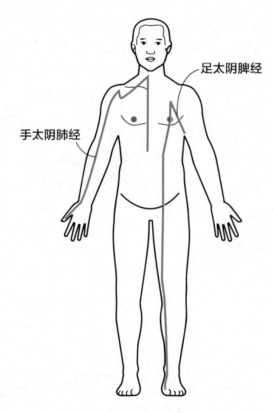

足太阴脾经

手太阴肺经

这是一个中医划分归类法的概念。六经，包含太阳、阳明、少阳，以及太阴、少阴、厥阴，其每一经包含两个脏腑，故共有十二条经脉。在配对上，小肠和膀胱同属太阳经；大肠和胃同属阳明经；三焦和胆同属少阳经；肺和脾同属太阴经；心和肾同属少阴经；心包和肝则同属厥阴经。

经穴之间在治疗上是有搭配和互补效果的。以内关穴来看，属于手厥阴心包经，代表其有和足厥阴肝经互通的特性，因此内

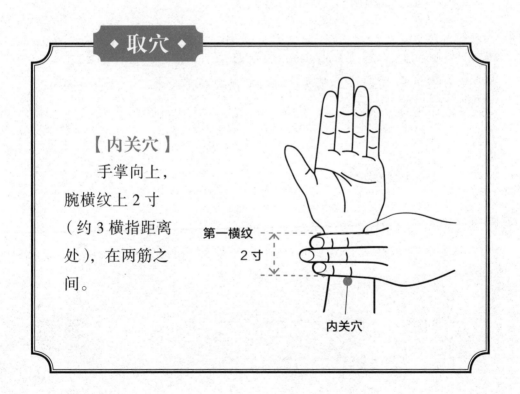

◆ 取穴 ◆

【内关穴】
手掌向上，腕横纹上 2 寸（约 3 横指距离处），在两筋之间。

第一横纹
2 寸

内关穴

关穴也有治疗肝经病症的作用。中医所谓的"肝"，具有自主神经调控系统功能，当交感神经亢奋会产生头痛、紧张、眩晕、失眠等症状，中医称为"肝阳上亢"，这时候就可以选用内关穴搭配肝经穴位来进行治疗。

内关穴是人体一个非常重要的穴位，里面包含了许多中医针灸的思路，我们会在其他的篇章再介绍此穴。

❖ 可改善打嗝症状的山楂茶

打嗝时，一样可以使用前述治疗腹胀的"山楂茶"来改善，因为山楂能有效健胃、宽膈，所以能缓解肚子胀气，若再适当添加一点玫瑰花（3g）或是薄荷（3g），会有更理想的效果。

🌿 山楂茶

【材料】山楂 3g，陈皮 3g，玫瑰花 3g，薄荷 3g。

【做法】以 300 毫升热水冲泡，喝完可反复冲泡饮用至味淡。

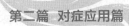

三、胃痛：中脘穴

对于身边有亲朋好友发生胃痛的情形，相信各位一定不陌生。在当今生活节奏快、工作压力大的社会环境下，好好吃一顿饭对不少人来说已经不是件容易的事。终于盼到休假，大家往往暴饮暴食，无所节制，慢慢地胃痛找上门……

❖ 中医怎么看胃痛

胃痛的原因很多，脾胃虚寒会造成胃痛，胃阴虚也会造成胃痛，寒邪犯胃、饮食积滞、肝火亢盛、瘀血阻络等，都可能引发胃痛，但临床最常见的是肝气郁结。现代人生活节奏快，吃饭时间匆忙，往往用个午餐还要刷手机，再加上和同事朋友聊天，跟客户老板谈生意，这样的吃饭质量，实在很难让人有一个健康正常的胃。

❖ 经络就是人体内发达的"交通系统"

在介绍这个中脘穴之前，必须先和大家解释募穴与经络的概念。《黄帝内经》形容经络为："经脉者，所以行血气而营阴阳，濡筋骨，利关节者也。"《难经》也有一段这样的解释："经脉者，行血气，通阴阳，以营于身者也。"里面都有一个"营"字，从字面上解说，就是供给营养的意思。以中医的话来说，经络就是人身气血运行的通道。

如果要用一个更简单的概念来形容经络系统，那非交通系统莫属。人体里面的经络四通八达，就和道路一样，让营养可以借助这些通道供应身体大小器官和组织。在这些交织密布的道路中，有各式各样的等级供你选择，你可以开车走国道，也可以骑摩托车走一般道路，甚至是骑自行车钻小巷。路有宽窄，经络也是如此，一般来说，直行者为"经"，横行者为"络"，经就好比又长又宽的国道一样，络就是通往城镇的县道乡道，再小一点则为"孙络"，如同窄的小巷。

❖ 募穴——直通脏腑的快速道路

再讲讲募穴。募穴是脏腑之气汇聚于胸腹部的腧穴，通常位于躯干部，与脏腑关系密切。简单来说，募穴就是一条直接通往脏腑的快速道路，对其施以治疗，就是利用最快捷的方式达到有效的治疗。因此，常常犯胃痛的患者，不妨试试胃的募穴，也就是中脘穴来缓解。有读者可能会问，为何不使用胃经的足三里穴来治疗胃痛呢？不是有所谓"经之所过，病之所治"的理论吗？

当然，临床上还是将足三里穴纳入治疗胃痛的选穴当中的，但我们常说"远水救不了近火"，足三里穴在小腿上，离胃稍远了一些，相较起来，中脘穴在肚脐上方，离胃非常近，如同可

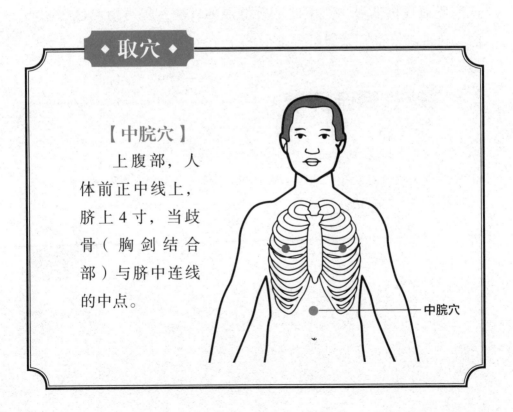

◆ 取穴 ◆

【中脘穴】

上腹部，人体前正中线上，脐上4寸，当歧骨（胸剑结合部）与脐中连线的中点。

中脘穴

以直接对着火源喷水灭火一样。按摩中脘穴对于促进肠胃蠕动，治疗胃脘痛、腹胀和嗳气吞酸等都有效果，将其形容为人体的天然胃药也不为过。

❖ 玫瑰疏肝茶可舒缓胃痛

同前所述，肝气郁结证是指肝因情志不畅、郁怒所伤，失于疏泄所致气机郁滞。对于此证所造成的胃痛，仍可用治疗胁肋痛的"玫瑰疏肝茶"来缓解不适。

🌿 玫瑰疏肝茶

【材料】玫瑰花 6g，佛手柑 6g，薄荷 3g。

【做法】以 500 ～ 600 毫升热水冲泡饮用，可反复冲
饮至味淡。

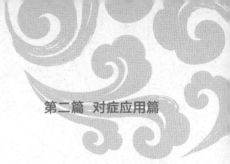

四、便秘：上巨虚穴

"孙大夫，我全身上下的问题很多，但是这些都不是最重要的，拜托您一定要解决我排便的困扰，我只要两三天没排便就浑身不得劲，觉得整个肚子被堵住了……"

❖ 搜集信息的中医十问歌

常常有患者和我说中医问诊很奇怪，总喜欢关心患者的吃喝拉撒睡，除了患者的主诉，其他有的没的问了一大堆。其实中医师搜集症状的过程，是用来逻辑推理出一个"证"，然后根据这个证，来决定病人的处方用药。这个过程需要搜集非常多的信息，古代医家还特地设计出一首十问歌，让刚入门的医师有一个遵循的依据：

一问寒热二问汗，三问头身四问便，

五问饮食六问胸，七聋八渴俱当辨，

九问旧病十问因，再兼服药参机变，

妇女尤必问经期，迟速闭崩皆可见，

再添片语告儿科，天花麻疹全占验。

这可说是初学中医者的必背攻略啊！从这些叙述可以看出，大小便对中医诊断来说是非常重要的信息。大便若长期一日数次，且稀稀水水的，则可能和脾胃虚有关；若是一紧张就排便，类似肠易激综合征的表现，则跟肝气失于疏泄有关。一个简单的排便，就可以传达出这么多的身体信息，那么，中医是如何看待便秘的呢？

❖ 便秘分好几种状况

便秘一般可分为以下几种。一种是常见的纤维素摄入不够，整天吃肉，这样的患者只要多吃蔬果就可以缓解。另一种是老人的阴虚便秘，简单来说就是肠道太干了，没有什么水分，中医会用滋养阴液的方式来处理，如选用生地、麦门冬、玄参这类可以滋润肠道补充水分的药物。还有一种是热结便秘，大部分和感冒或是胃火有关，常伴有身体发热、口渴，需要用到大黄类的方剂泻下以清肠热。再就是气虚的便秘，气虚可以简单理解成肠道蠕动无力，无法推动大便，这类患者只要吃补气的药物，让肠子恢

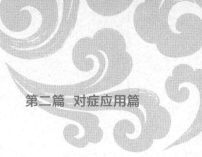

复正常功能，其实改善效果是很显著的。

❖ 手三阳经的快速道路——下合穴

至于能用什么穴位来帮助治疗便秘，一般来说，足阳明胃经的足三里穴、手少阳三焦经的支沟穴都是可以增强肠道蠕动的，不过在这里，要特别推荐另一个穴位，就是足阳明胃经的上巨虚穴。

上巨虚穴属于足阳明胃经，因此能促进肠胃蠕动是非常容易理解的，同时它还是大肠的"下合穴"。手足六阳经每条都有其专属的合穴。合穴是一条经络中经气最充盛的穴位，恰如百川汇入大海，经气由此处汇于脏腑，因此古人认为合穴主治六腑病。

六腑在足经另有一个下合穴，就好比自身经络的合穴距离脏腑太过遥远，因此特地建立一种快捷方式，能够借助刺激下合穴直接治疗所属的脏腑。大肠的下合穴为上巨虚穴；三焦的下合穴为委阳穴；小肠的下合穴为下巨虚穴。因此按压上巨虚可以直接治疗大肠的疾病。当然，平时保健可以按摩足三里和上巨虚两个穴位，效果会更显著。

◆ 取穴 ◆

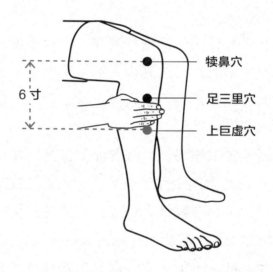

6寸

犊鼻穴

足三里穴

上巨虚穴

【上巨虚穴】

小腿前外侧，外膝眼（犊鼻穴）下 6 寸，胫骨前缘外 1 横指（中指）处。当足三里穴直下 3 寸，胫骨前肌中。

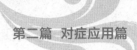

❖ 任何便秘证型都能饮用决明子茶

便秘的类型如此之多，身为患者，该如何判断以便针对性地治疗呢？没关系，除了穴位的按摩外，"决明子茶"是适合各种便秘体质的人服用的，它除了有润肠功效，更是一味明目护眼的好中药。最好使用炒过的决明子，即将其放入平底锅内，炒至微有香气再使用。

🍃 决明子茶

【材料】炒决明子 9g

【做法】以 600 毫升热水冲泡饮用，喝完可反复冲泡
　　　　饮用至味淡。也可加入些许蜂蜜调味，且蜂
　　　　蜜能增强润肠的效果。

五、胆绞痛：胆囊穴

喜欢大吃大喝的简女士，到了假期当然得好好把握和朋友聚餐聊天的时光，不过这次，却在吃了太多油腻的比萨和奶酪后，出现右上腹痛的情形。起初不以为意，结果渐渐痛到右肩，伴随着腹胀、打嗝、恶心等症状，终于受不了跑去挂急诊，检查后才知道是胆结石在作怪。

❖ 胆结石的成因与患病率

胆结石是一种很常见的消化道疾病，根据统计，西方国家胆结石患病率在10%~20%之间，欧洲大多数国家、北美和南美洲地区患病率高，而亚洲和非洲地区则较低。胆结石的形成，主要是胆汁组成比例改变所致。一般依据组成，胆结石分为胆固醇结石、黑色素结石和棕色素结石。大多数患者为胆固醇结石，一般常见的危险因素包括：大于 40 岁、女性、有胆结石家族病史、肥胖者等。

❖ 中医如何处理胆结石

民间流传着偏方治疗结石的说法，声称服用后结石可以变小甚至不见。临床上我是不建议患者去自行服用这些偏方的。中医师在处理胆结石的问题时，还是以促进胆囊的收缩排出功能，让结石可以顺利排出为主要的治疗原则，这对去除小的结石是有效果的，但大的结石，可能还是得用手术的方式才能解决。

中医在面对这类问题时，都会强调肝胆之气要调达通畅。肝有疏泄的生理功能，负责调畅一身气机，因此肝胆疾病的患者，平常保持轻松愉悦的心情和有规律的运动是十分重要的。在临床治疗中，疏肝胆之气也是重点之一，常用的方剂包括四逆散、柴胡疏肝汤、金铃子散、小柴胡汤等等，都强调疏泄肝胆之气，单味药物的选择则包括茵陈、金钱草、鸡内金、郁金、延胡索等等。

❖ 经外奇穴——胆囊穴

在穴位的选用上，肝胆经和三焦经的穴位都能够不同程度地帮助处理胆结石的问题。

但有一个穴位特别针对胆囊的疾病，它就是经外奇穴"胆囊穴"。它虽然是经外奇穴，但位置还是在胆经的循行路径上面，针刺的时候，通常会有一股酸麻感延伸到外踝。

特别是，在触诊某些患者的胆囊穴时，会发现此穴上下有结节，甚至是压痛点。这其实很符合中医的切诊概念，切诊并不只是把脉而已，从整条经络去感受患者特异的结节和压痛处，也是中医师搜集信息的好方法。此穴平时就可以用来做按摩保健，胆绞痛发作时，可以按压此穴以达缓解疼痛的效果。

胆结石的患者除了接受医师的治疗外，更重要的是饮食的控制，避免吃太油腻的食物，减少高胆固醇的摄取，平时多吃蔬菜，保持良好的运动习惯，避免上身肥胖，这些都是让治疗更加有效的小窍门。

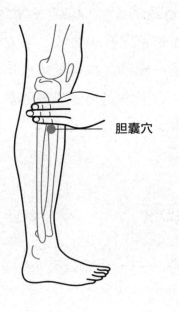

胆囊穴

【胆囊穴】

在小腿外侧，当腓骨小头直下 2 寸。

❖ 具有利胆排石之效的金钱草茶

治疗胆结石所造成的胆绞痛除了穴位按摩外，平日可饮用"金钱草茶"来加强利胆排石的功效。茶方中金钱草是中医师临床治疗胆结石常用的一味药，再搭配清肝胆火的蒲公英，效果更佳。鸡内金是鸡的沙囊内壁，市场杀过鸡的老板都知道，鸡的"胃"里有一层金黄色角质内壁，即"鸡内金"，有不错的消食作用和化石效果。

🍵 金钱草茶

【材料】金钱草 9g~15g，蒲公英 9g，鸡内金 9g。

【做法】以 600 毫升水煎煮，水滚后转小火煮 20 分钟，将茶汤过滤后饮用。

六、胃食管反流：陷谷穴

门诊常有患者主诉久咳不愈，多半的医生都当感冒来治疗，然而有些病人是在躺着的时候特别容易咳嗽，且老是觉得喉咙有痰堵着，甚至有酸水上逆的症状。这样的咳嗽，绕着呼吸系统打转是找不出原因的，因为幕后凶手另有其"人"……

❖ 胃食管反流已成为常见病

胃食管反流是临床常见病，可能与饮食习惯有关，因此了解这种疾病，也是审视当今饮食习惯的一个重要课题。

胃食管反流的发病，是因为食管下括约肌松弛，不易关闭，使得胃里的胃酸或气体跑到食道里。正常情况下，食管下括约肌在没有进食的时候，应该呈关闭状态，当有吞咽或食管蠕动时才会打开，将食物送进胃里。

通常西医的治疗会以抑酸药、黏膜保护剂以及促进食管蠕动的药物为主，若症状十分严重，则可能会采取手术方式。尽管抑酸药在大多数患者身上都能获得不错的效果，但还是有众多无法改善症状的患者寻求中医的协助。

❖ 中医以"降胃气"来治疗

中医古籍并没有胃食管反流这个病名，但是在讲述"嘈杂""吞酸""噎膈""梅核气"（喉咙有梗阻感，好像有颗梅子吞也吞不下、吐也吐不出）及"胸痹"时描述的症状，和此病的症状是较为吻合的。

治疗此症必须从中医的生理观念来解释。中医将消化系统统称为脾胃，认为脾以升为健，胃以降为和。脾主升讲的是食物被消化吸收后的养分由脾向上运输到心肺，再送往全身；胃主降，强调的是消化后的代谢物，从食管一路向下到肛门排出的功能。这样一升一降的思维，也体现了中医一阴一阳的理论基础。

了解胃气是以降为和，就不难理解中医如何处理胃食管反流了，其治疗的重点就在降胃气。提到降胃气，最有名的中医方剂就是"旋覆代赭石汤"。此方是降逆化痰、益气和胃的一个方子。方中的旋覆花是少数能降气的药物之一，而代赭石更是有重镇降

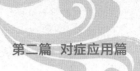

逆的功能，我常使用此方来加减药物治疗，再配上穴位按摩，便能达到一加一远大于二的效果。

❖ 降气的穴位——陷谷穴

胃经的陷谷穴是一个降气除痰效果不错的穴位，临床还可以搭配足三里穴一起按摩，上逆的气会降下来。不过针对这样的疾病，生活习惯的改变也必须同步进行。

有的患者跟我抱怨，药也吃了，穴位也按了，怎么治疗还是不尽理想呢？一问才知道他嗜吃甜食、每天两杯咖啡、炸鸡不离口，又爱吃麻辣锅，试问这样疾病如何能治愈？患者一定要切记，忌食太辣、太酸、油炸之物，以及甜食，还有咖啡、茶等饮品，当然偶尔为之无关紧要。唯有养成良好的生活习惯，才能真正摆脱疾病的困扰。

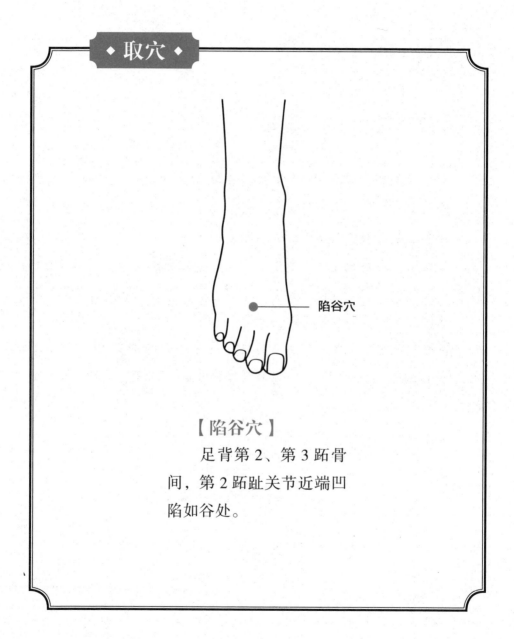

◆ 取穴 ◆

陷谷穴

【陷谷穴】

足背第2、第3跖骨间，第2跖趾关节近端凹陷如谷处。

❖ 佛手茶治胃食管反流

胃食管反流是气机上逆的表现。"佛手茶"内含佛手柑，搭配陈皮、玫瑰花、浙贝母，有较强的行气降逆的功效。其中浙贝母还有中和胃酸的功能，是中医名方"乌贝散"的组成之一，也是治疗胃食管反流不可或缺的药物。

🌿 佛手茶

【材料】佛手柑 9g，陈皮 6g，玫瑰花 6g，浙贝母 9g。

【做法】以 600 毫升热水冲泡饮用，喝完可反复冲泡饮用至味淡。

🐟 呼吸系统疾病

一、感冒咽喉痛：鱼际穴

有的患者习惯称厉害的针灸医生为魔术师，其实这不是没有道理的。

因为很多穴位在我看来，都具备"表演"的性质，而这些"表演"性质的穴位，往往对于急性病症具有立竿见影的缓解作用，如同变魔术般神奇，也是让患者对医师建立信任感最快的途径。如，鱼际穴对于感冒造成的咽喉痛就有速效。

❖ 五输穴当中的荥穴

鱼际穴属于手太阴肺经，在分类上属于荥穴。这里先解释何谓荥穴，以方便大家记忆此穴的功效。我们人体有十二条正经，这十二条经脉在四肢末端和肘膝关节附近各有 5 个重要腧穴，分别命名为"井、荥、输、经、合"，合称"五输穴"。通过刺激这些穴位，可以调节经气的活动，进一步影响相应的脏腑和部位。

五输穴各有其特性，《难经》有一段话："井主心下满，荥主身热，俞主体重节痛，经主喘咳寒热，合主逆气而泄。"这是什么意思呢？即十二经脉的井穴，可以处理心下至胃脘部痞满不舒的问题，荥穴有清热退热之效，输穴有治疗肢体酸痛和沉重的功能，经穴能处理喘咳，合穴能治疗气逆、胀闷、泄泻的问题。

举例来说，脾经的输穴是太白穴，针刺或按摩此穴就有治疗肢体酸痛和沉重的效果。而回到鱼际这个穴位上，既然它是肺经的荥穴，代表其有清热退热的作用，自然不难理解为何可以治疗感冒咽喉痛的症状。

❖ 中医看病，需分清楚寒热

风热证的表现，包括喉咙痛、头痛、口干舌燥、痰黄黏等，可以使用鱼际穴进行治疗。

此外，鱼际穴也是中医常常用来判断患者肺和脾胃状况的一个指标性穴位。若鱼际穴处的血管看起来颜色较青，甚至色暗淡，这一般出现在肺胃虚寒的患者身上，因为他们喜欢吃较为生冷的东西，比如西瓜、哈密瓜，或是生菜沙拉、椰子水、冰奶茶等等，长期下来便成为肺胃虚寒的体质。症状常见疲倦乏力、鼻子过敏、流清鼻涕、时常腹泻、腹胀、胃口差、怕冷喜暖等，若想要改善这种体质，不妨先从饮食习惯的改变开始！

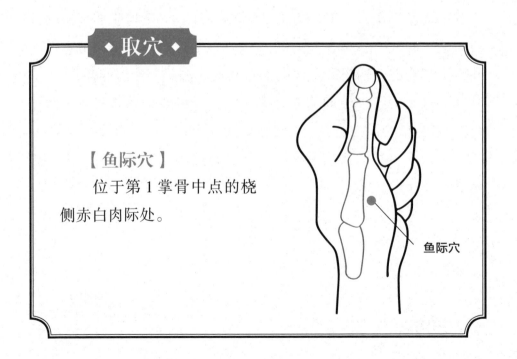

◆ 取穴 ◆

【鱼际穴】
位于第 1 掌骨中点的桡侧赤白肉际处。

鱼际穴

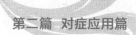

❖ 感冒咽喉痛，来杯金银花鱼腥草茶

咽喉痛除了在家自我按摩穴位之外，也可饮用"金银花鱼腥草茶"来增强疗效。金银花和鱼腥草本身都可以单独作为凉茶使用，清热解毒，具有不错的消炎和抑菌功效，可以喻为广谱的"中药抗生素"。很多孩童感冒咽喉痛时拒绝吃中药，我都会建议服用此茶饮，此方一天喝一至两次即可，因为药物偏寒凉，过量服用可能会造成肠胃不适。

🍃 金银花鱼腥草茶

【材料】金银花 9g，鱼腥草 15g，白糖 9g。

【做法】以 600 毫升水煎煮，水滚后转小火煮 20 分钟，取药汁当茶饮，药渣可再冲一次热水饮用。

二、哮喘：肺俞穴

随着全球空气污染加剧和过敏原的日益增加，过敏性鼻炎、特应性皮炎和哮喘患者越来越多。目前西医的治疗方式，都是以控制症状和避开过敏原为主。那么，中医对于这些疾病有无特殊的疗法呢？

❖ 古人的智慧——膀胱经

中医治疗过敏性疾病，相信最为大众所熟知的，就是三伏贴了。三伏贴又称作三伏天灸，主要是依据冬病夏治的理论，在一年中最热的时期，将中药做成药饼的形状，贴敷于特定的穴位，治疗秋冬容易发作的疾病，当前最常治疗的就是过敏性鼻炎、哮喘、慢性支气管炎等呼吸系统疾病。当然，配合中药治疗和个人

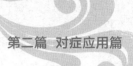

饮食生活习惯的改变，对于改善这类疾病会更有帮助。

三伏贴特别强调使用位于背部膀胱经上的穴位，比如肾俞、大肠俞、风门、大杼等穴。为什么古人这么看重这条经络呢？这要从现代解剖医学的观点去探讨。

我们常常听到"自主神经系统"这个名词，它控制体内各器官的功能，例如呼吸、心脏搏动、腺体分泌、血压、消化和代谢等等。而其中的交感神经又分成了节前神经和节后神经，这两条神经在交感干接触，整条交感干就好像运输线路的大中继站一样，从脊髓发出的信号，通过这里转送到人体的五脏六腑。

神奇的是，这整条交感神经干，和膀胱经在背部的循行路线是非常接近的。由此可见，古人对于人体的解剖生理有一定的认知。只要掌握好解剖相对应的位置，穴位和穴名并不需要太过于拘泥，临床的灵活度才能展现。

❖ 按摩肺俞穴治疗哮喘

哮喘一般好发于天气变化的时候，尤其秋冬季节更易发作。治疗时，如果要借助这条交感神经干，就可以选择第 1 到第 3 胸椎两侧的膀胱经穴来帮忙，包含大杼、风门、肺俞等穴，这些穴位能够处理上下呼吸道的疾患。

从中医的角度出发，肺俞穴又特别具有代表性，古书记载此穴和肺脏直接相通。肺俞穴位于第 3 胸椎旁开 1.5 寸的地方，可以利用肩胛骨的内缘到脊椎的距离来定位。肩胛骨内缘到脊柱正中的距离是 3 寸，所以在第 3 胸椎旁取一半的长度就是肺俞穴了。不过，临床治疗或居家保健按摩，不需要拘泥于此穴，按摩大杼、风门等穴，都可以产生一定的疗效。

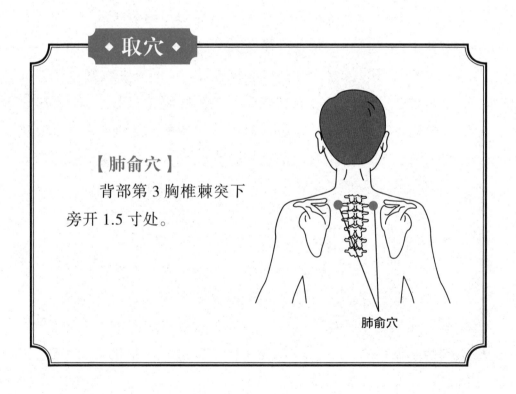

◆ 取穴 ◆

【肺俞穴】

　　背部第 3 胸椎棘突下旁开 1.5 寸处。

肺俞穴

❖ 补益肺气的西洋参茶

　　急性期的哮喘发作，其实并不适合用茶饮或是穴位按摩去处理，而需要尽快就医治疗。针对慢性期的调养，则可以使用"西洋参茶"来强化肺及支气管的功能。此茶饮不只是针对哮喘有效，容易反复感冒或是长期患有过敏性鼻炎的患者服用也有效。此方当中的百合和沙参，具有润肺滋阴的效果，川贝母则有止咳润肺又祛痰的功效，西洋参补肺气又滋阴，是一个性味平和又有效的组合。

🍃 西洋参茶

【材料】西洋参 6g，百合 15g，沙参 9g，川贝母 9g。
【做法】以 600 毫升水煎煮，水滚后转小火煮 20 分
　　　　钟，取药汁当茶饮，药渣可反复用热水冲泡
　　　　至味淡。

三、鼻塞：迎香穴

　　每到季节交替之际，总会有许多爸爸妈妈带着小孩在门外候诊，听到此起彼伏的打喷嚏、咳嗽声，就知道不外乎是感冒、过敏性鼻炎等问题。有的小孩因为严重鼻塞，整天都得用嘴巴呼吸……

❖ 迎香穴——呼吸系统的守护者

　　治疗鼻病有一个重要的穴位，就是手阳明大肠经的"迎香穴"。有名的针灸歌赋《玉龙歌》记载："不闻香臭从何治，迎香两穴可堪攻。"从这段话不难看出，古人对此穴位的推崇。从"迎香"二字来理解，即为迎接香味之意。

　　迎香穴位于鼻翼旁 0.5 寸，在法令纹上，属于大肠经。在中医理论当中，大肠经和肺经互为表里，而肺经涵盖了整个呼吸系统。因此，迎香穴除了位置接近鼻之外，整个呼吸系统的保健，

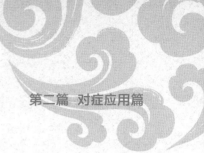

都可以使用此穴。

❖ 肠胃健康是美白的关键之一

除了上述的特点，迎香穴还有治疗头面五官疾病之效，这必须从经络的走向来解释。手阳明大肠经自手食指而起，向上走肘至肩，终点是鼻，迎香穴为其最后一个穴位。足阳明胃经则是接力赛的下一棒，以鼻旁为起点，因此我们可以称迎香穴为"手足阳明经之交会穴"。

在经络走向上，手阳明大肠经和足阳明胃经的循行，涵盖整个面部，为五官提供了充足的气血，因此又有"阳明主面"之说，这也是有些中医师通过药物调理肠胃系统来进行肌肤美白治疗的原因。中医的"益气聪明汤"取其服用后能耳聪目明之意，此方内包含多种调理肠胃的药物，使清气得升、浊气得降，自然五官的功能便能如常。

迎香穴当然也具有这样的特性，古代针灸歌赋中便有大量的相关治疗内容，《凌门传授铜人指穴·玉龙赋》就提到"搐迎香于鼻内，消眼热之红"。此外《席弘赋》也提及，"耳聋气痞听会针，迎香穴泻功如神"。临床上不只是鼻病，耳疾和目疾，甚至是肠胃道的疾病，都可以选用迎香穴来搭配治疗，增强疗效。

❖ 恼人的鼻病，这样做也有效

许多儿童早起时会有鼻过敏的问题。清晨气温较低，面对寒冷的空气，鼻黏膜血液循环较差的孩子，因调节功能不好，容易打喷嚏，流鼻涕。这时，不妨试试用一杯热水的蒸汽熏一下鼻子，再用双手食指的指腹按摩迎香穴，或是直接双手搓热，沿着鼻翼旁摩擦 15~20 秒，对于晨起鼻过敏的症状，具有很好的缓解作用。

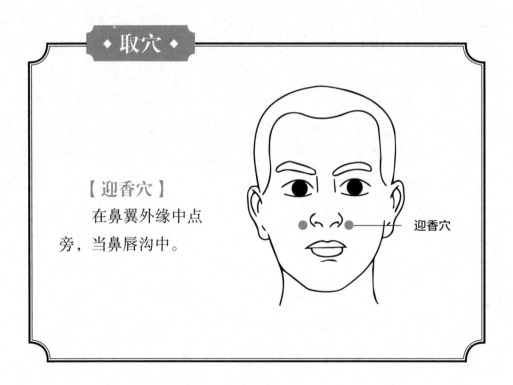

◆ 取穴 ◆

【迎香穴】
　　在鼻翼外缘中点旁，当鼻唇沟中。

迎香穴

当然，更重要的是，平时需避免过食生冷食物才能避免"形寒饮冷则伤肺"。

❖ 西洋参茶可治长期鼻过敏

长期过敏性鼻炎所造成的鼻塞、打喷嚏，多半属于肺气虚损的体质，若没有鼻痛、黄痰、感冒发烧、咽喉痛的症状，则适合长期服用"西洋参茶"补益肺气。因西洋参性凉，味甘苦，入心、肺、肾三经，主要的功效为益肺阴、清虚火、生津止渴等，临床上常用来治疗肺虚久咳、鼻干痒、喉咙干且易口渴、虚热烦倦、失眠等症。

🍃 西洋参茶

【材料】西洋参 6g，百合 15g，沙参 9g，川贝母 9g。
【做法】以 600 毫升水煎煮，水滚后转小火煮 20 分钟，取药汁当茶饮，药渣可反复用热水冲泡至味淡。

109

四、咽喉干痛：复溜穴

正在大学念书的陈同学是标准的"活动达人"，只要是学校或社团办的大大小小的活动都积极参与，常常忙到凌晨四五点才肯就寝。

刚开始没什么问题，但大三期末准备考试的时候，他发现自己有些不对劲："奇怪，明明没有感冒，为什么每次熬夜后会出现喉咙干痛的情形？"

❖ 忙忙碌碌，熬夜伤肾阴

随着科技的日新月异，电子产品越来越先进，使得人们在繁忙的生活中也越来越容易忘记何时该休息。忙碌了一天回到家，很多人仍盯着手机不放，或是用计算机上网打联机游戏、追剧、聊天，总是要把身体最后一丁点的力气花完才肯睡觉，更甚者直

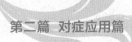

接熬通宵。可能有人觉得自己年纪尚轻，熬几个小时伤不了身子，但熬夜久了以后，身体可是会出状况的！

中医认为人的先天精华在于肾，是由父母所提供的，因此肾又称为先天之本。肾中之精气又分为肾阴和肾阳，肾阳代表的就是能量的根本，对机体产生推动和温煦效果；而肾阴是一切物质阴液的根本，对人体有滋养和濡润的作用。用油灯来比喻，肾阳就好比灯火，肾阴则为灯油，肾阴是会慢慢消耗的，若是有充分的休息、规律的饮食和运动，就如同随时在添灯油一样，避免这盏油灯快速熄灭。

然而很多人在维护健康时往往"入不敷出"，天天熬夜，又爱吃烤炸辣之物，既添不了灯油，又加速耗尽先天肾阴。很快的，肾阴虚的症状就会跑出来，例如咽喉干痛、腰酸、手心脚心热、视力减退等等。如果是挂西医门诊处理，那可能要连续看耳鼻喉科、骨科、神经内科和眼科了，且大部分都找不出什么特别的问题，但若从中医来看，这些征象都在提示肾阴出了毛病。

❖ 滋阴的要穴——肾经的复溜穴

许多病人有口干舌燥的问题，甚至出现慢性咽炎的症状，喉咙常常干痛，并有异物感，屡屡想要清清喉咙，此时就可以使用肾经的复溜穴来治疗。

111

　　复溜穴是一个好用的滋阴穴位，从肾经的循行路线——"循喉咙，挟舌本"就可看出其和咽喉的关联性，但由于慢性咽炎病期较长，因此治疗也相对需要较久的耐心，有时搭配枸杞、石斛、生地等滋养肾阴的药物一起使用，会更快获效。不过，根本的解决方式还是避免熬夜和过食烧烤、油炸、辛辣的食物。

　　只要辨证属于肾阴虚者都可以使用此穴，例如腰酸或眼睛酸涩都可以使用此穴来搭配治疗。

　　另外需要注意的是，这里指的咽炎并非感冒喉咙痛的急性咽

◆ 取穴 ◆

【复溜穴】

　　首先要找到内踝尖和跟腱的中点，然后往上2寸（3横指宽）处即为复溜穴。

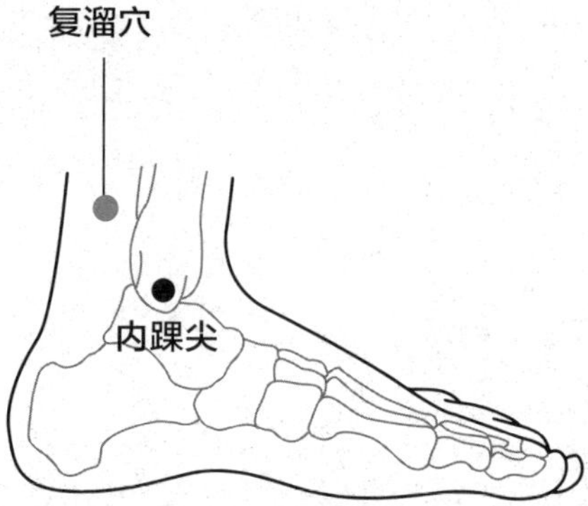

复溜穴

内踝尖

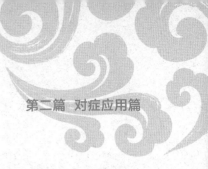

炎。对于急性咽炎使用肺经的鱼际穴较为妥当，复溜穴还是用在慢性咽炎较为合适。

❖ 帮体内"添灯油"——滋阴液的养阴茶

"养阴茶"非常适合总是熬夜的年轻人饮用，方中的沙参、玉竹、麦冬、石斛、玄参，个个都是滋阴润燥的好手。沙参和麦冬能滋养肺胃之阴，玉竹养胃阴，石斛则滋养胃肾之阴，玄参则养肺肾之阴。

全方上中下三焦兼顾，但滋阴药物的缺点就是太过滋腻，肠胃功能不好的患者，吃了往往会有胃肠不适的情形出现，因此养阴茶中加了一味陈皮。陈皮是一味燥湿除痰的药物，扮演着和滋阴药物恰恰相反的角色。读者可能会好奇，这样不是反而降低了滋阴药物的功效吗？其实，这是一个静中求动的观念，利用陈皮来抵消滋阴药物太过滋腻的缺点，这也是中医在配伍方剂时的一个特点，体现了中医阴中有阳、阳中有阴的理论。

养阴茶

【材料】沙参 9g，玉竹 9g，麦冬 9g，石斛 9g，玄参 9g，陈皮 4.5g。

【做法】以 600 毫升水煎煮，水滚后转小火煮 20 分钟，取药汁当茶饮，药渣可反复用热水冲泡至味淡。

五、咳嗽：列缺穴

体弱多病的小彤，是小儿科诊所的老病号，隔三岔五地因感冒就医，只要班上流行什么感染性疾病，她永远是"中奖"的孩子，每次感冒都得咳上好一阵子，抗生素、止咳化痰药都用了，但是效果不佳，只好寻求中医的协助。

❖ 治病好比警察查案

古人有一句话叫"医生怕治嗽"。中医认为"五脏六腑皆令人咳"，咳嗽不单单涉及呼吸系统，也可能是受其他脏腑功能异常影响。面对这样的问题，临床医师需要逐步抽丝剥茧来寻找咳嗽幕后的真正凶手，这和警察查案是一样的道理。在电影中常常看到一个命案现场，嫌犯早就逃之夭夭，警察仔细搜集周边的信息，综合判断后让涉案人无所遁形。

不过话说回来，在患者咳到受不了的时候，能不能用什么穴位来缓解咳嗽？所谓急则治其标，虽然幕后凶手尚未现身，但是和咳嗽最直接相关的脏腑就是肺脏，临床上就常常使用手太阴肺经的列缺穴来治疗。

❖ 头项寻列缺

列缺穴，从字面上探究，列即为裂开之意，缺就是指缺口，古代称此穴如闪电或是天上的裂缝，因为穴位本身在桡骨茎突上，刚好是一个裂缝的形状。从治疗来看，列缺穴是肺经的穴位，不单是咳嗽，哮喘或过敏性鼻炎，甚至是咽喉痛，都能选用此穴来应对。"十总穴"歌诀中说"头项寻列缺"（详见第 26 页），意思是颜面、颈部的疾病，都可以利用此穴来治疗，如颜面神经麻痹、落枕等等。

另一方面，它也是八脉交会穴之一，能够通任脉来治疗任脉的疾病。因此，列缺是一个使用度相当广泛的穴位。

❖ 不能只治疗咳嗽，还有肠胃要护理

治疗反复咳嗽的小朋友，绝对不是一针列缺穴止咳就可以了。这样的孩子不单是受到外邪侵犯，本身的内在脏腑也多有一定的虚损。因此，在诊治时中医会仔细询问小朋友的饮食情形，

如会不会腹胀，胃口好不好，每天有没有大便。这些询问，都可以协助医生诊断患者是否有肺系以外的问题。

中医说土生金，从生理角度解释，就是消化系统（脾胃，属土）要制造营养来供应呼吸系统（肺，属金），但呼吸系统疾病

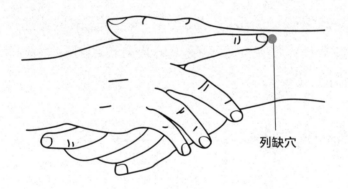

◆ 取穴 ◆

列缺穴

【列缺穴】

两手食指张开，两虎口互相交叉，右手食指压在左手腕后高骨上，食指指尖所到处的小窝，即为本穴位。

117

如果反复发生或是病程太长，反而会使消化系统受累，这样的患者在治疗上绝不能只处理他的呼吸道问题，恢复消化功能的方药，比如参苓白术散或是六君子汤，都是相当重要的治疗方药。用穴位疗法的方式去思考的话，则足太阴脾经的阴陵泉穴及足阳明胃经的足三里穴，都是能够提高疗效的重要穴位。

❖ 西洋参茶，增强免疫力

容易反复咳嗽的小朋友或大人，不妨也试试前述可益气补肺的西洋参茶饮，此茶对于免疫力的提升以及呼吸系统的保护效果是很不错的。

🍃 西洋参茶

【材料】西洋参 6g，百合 15g，沙参 9g，川贝母 9g。

【做法】以 600 毫升水煎煮，水滚后转小火煮 20 分钟，取药汁当茶饮，药渣可反复用热水冲泡至味淡。

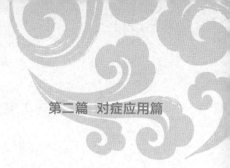

🐦 儿科疾病

一、长高的秘诀：涌泉穴

> "孙医生，我的小孩今年已经小学六年级了，在班上最矮。我妈妈给我一帖号称是祖传的转骨秘方，您能否帮我看看小朋友现在能不能服用？"

❖ 孩子怕针灸，该怎么转骨

在有些地方，"转骨""转大人"这个名词对于人们来说并不陌生，意思是在青春发育的黄金期——10~14 岁，家长们可用中药来帮孩子滋补，让孩子长得高高的。但如果小孩拒绝服用难吃的中药，又讨厌接受针灸治疗，该怎么办呢？这对中医师来说确实是一个很头痛的问题，就好比厨师要做菜却没有菜刀，或是理发师要剪头发却没有剪刀一样。

不过，中医师在处理这个问题时，还有一个撒手锏可用，就是位于脚底的涌泉穴。涌泉穴是足少阴肾经循行路线上的第一个穴位，从字面上去理解，就是形容气血在此处如泉涌出。

❖ 肾经与骨骼密切相关

为何中医在身体长高这方面如此重视肾经这条经络呢？依据中医的理论，肾有贮藏精气的作用，故曰肾藏精。肾精是生命之根，是人体生长发育和各种功能活动的物质基础，可以理解成一切精力的来源。

中医认为肾主骨生髓，其意义在于肾精有促进骨骼生长、发育、修复的作用。所以不仅仅是长高的问题，任何跟骨骼系统相关的病变，都可以将肾经纳入治疗的手段当中。而所谓转骨，也遵循"顾好肾之精气"这个重要的原则，在不能用补肾的药物或针灸穴位的时候，每日多加按摩涌泉穴就是个简便有效的方式。

涌泉穴不只是应用于长高，在临床上，常常有许多中风意识不清的重症患者需要针刺这个穴位，来达到强刺激的功效。针刺此穴往往也是中医师评估患者预后的重要方式。如果针刺后出现明显的反应，一般有较大的机会可以往好的方向发展；相反，若是一点反应都没有，则治疗效果多半不理想。此外，一些气血上

◆ 取穴 ◆

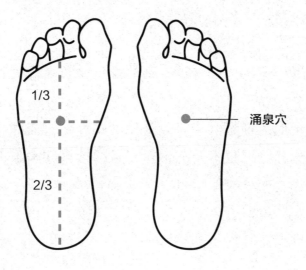

1/3

2/3

涌泉穴

【涌泉穴】

　　首先找到足底第 2、3 趾的趾缝，穴位就在纹头端与足跟连线的前 1/3 与后 2/3 交点上。更简单的找法，穴位就在脚底板形成"人"字样纹的顶端凹陷处。

冲的患者，症状可能为血压高、面色红、失眠或口干舌燥等，也可以用涌泉穴来引火下行，解除不适。

❖ 多运动是长高的关键

很多老一辈的人会告诉自己的孙子，长高的关键之一是要多动，而这个"动"其实大有学问，原理也不外乎就是通过各种动作来刺激足底的涌泉穴。一般常见的跳绳、打篮球、打排球等都是不错的选择。但也不要忘记，充足的饮食和睡眠也是长高的关键因素。

❖ 转骨茶可加强转骨功效

如果小孩可以接受中药的茶饮，则可搭配"转骨茶"来加强效果，不过前提还是要仔细观察小孩子的第二性征发育，当然最好求助有经验的医师来协助判断。市面上的转骨方分男用方和女用方，一般从理论上讲，男生属阳，补阳益气为主；女生属阴，滋阴养血为主。不过，根据实际体质状况，临床上也常用阴阳双补的方式处理。

🍃 转骨茶

【材料】党参 9g，白术 9g，茯苓 9g，枸杞 9g，黄精 9g，女贞子 9g。

【做法】以 600 毫升水煎煮，水滚后转小火煮 20 分钟，取药汁当茶饮，药渣可反复用热水冲泡至味淡。

二、扁桃体炎：少商穴

　　"孙医生，我的小孩从昨天开始就食不下咽，叫他吃东西就哭，还发高烧，也不知道是哪里不舒服……"我用压舌板一看，两侧的扁桃体又红又肿，就回答说："这个就是中医所谓的乳蛾！"患儿的父母听得一头雾水："什么是乳蛾？"

❖ 乳蛾就是扁桃体炎

　　绝大部分的人没听过"乳蛾"这个名词。这里撷取一段古籍对于乳蛾的叙述："夫风温客热，首先犯肺，化火循经上逆入络，结聚咽喉，肿如蚕蛾，故名喉蛾，或生于一偏为单蛾，或生于两偏为双蛾，初起寒热，渐渐胀大。"乳蛾为中医病名，用现代医学的角度来解释，就是扁桃体炎。严重的时候，一侧或两侧红肿，

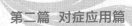

甚至表面有黄白色脓点，则为化脓性扁桃体炎。

扁桃体炎在儿科临床中非常普遍，常见的症状包括发热、打寒战、咽喉疼痛，尤其是吞咽时疼痛加重，一般西医面对这样的问题，都会开立抗生素来治疗。使用抗生素的效果确实不错，但容易扰乱人体正常的菌群平衡。有时儿童反复的扁桃体发炎，持续使用抗生素治疗，可能会造成儿童脾胃虚弱，免疫力下降，形成恶性循环。

有的父母亲还会带孩子去做扁桃体摘除手术，在这里需要特别提醒的是，扁桃体其实是人体的一道保护屏障，里面的淋巴细胞和抗体能将病菌消灭或控制，反复感染至少表示体内的防御系统还在正常地发挥功能，因此，扁桃体摘除须严格遵守适应证。

❖ "井穴"清热效果显著

面对这样的病症，有没有穴位按摩的好法子可以帮得上忙？这时不妨从经络的井穴来下手。所谓的井穴，是古人将一条经脉比喻成河流，井穴便是水之源头。可能大家没有听说过井穴，但是很多人一定看过金庸的小说《天龙八部》吧。书中主角段誉所学的绝招六脉神剑，便是以六个井穴来命名。当然现实中的井穴没有此等力量，可以达到隔空伤人的效果，但临床上有清热消肿的功能。

◆ 取穴 ◆

少商穴

【少商穴】

在拇指桡侧，距指甲角约 0.1 寸处。可用棉棒或是指甲进行按压，达到微痛的感觉即可。

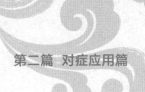

一般来说，每一个井穴都可以治疗所属经脉、脏腑的热证。我们的感冒咽喉痛，原则上都是由肺经在掌管，因此我们可以用肺经的井穴"少商穴"来处理。

我记得有一个两岁多孩子的病例，急性的扁桃体炎伴发烧，喉咙痛得哇哇叫，不肯吃东西，面颊赤红，又便秘了几天，我当时便对他的少商穴和耳尖穴放血，很快孩子就不哭了，烧也渐渐退了下来。

❖ 生活作息很重要

需要特别提醒的是，中医认为扁桃体炎即所谓的乳蛾，常是肺胃热盛和阴虚火旺造成的，因此在饮食方面，尽量少吃烧烤、油炸、辛辣的食物是很重要的。饮食应该清淡，在康复后加强运动，锻炼身体，才是不让扁桃体反复发炎的关键！

❖ 感冒咽喉痛，喝杯金银花鱼腥草茶

急性扁桃腺炎也很适合用前述的"金银花鱼腥草茶"来辅助缓解。鱼腥草可清热润肺、止咳化痰，此方一天喝一至两次即可，由于药物偏寒凉，过量服用可能会造成肠胃不适。

🍃 金银花鱼腥草茶

【材料】金银花 9g，鱼腥草 15g，白糖 9g。

【做法】以 600 毫升水煎煮，水滚后转小火煮 20 分钟，取药汁当茶饮，药渣可再冲一次热水饮用。

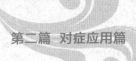
三、小儿尿床: 肾俞穴

"哎哟，怎么搞的，又尿床了！"

本来赶着要上班的王妈妈，又不得不手忙脚乱地帮儿子换衣裤、洗床单、晒棉被。

最初觉得孩子还小，尿床也不奇怪，怎么现在已经7岁了还在尿床？

❖ 小儿遗尿的定义

初生婴儿的排尿属于正常的反射动作，当膀胱中尿液累积满了就会自动排出，并不受大脑神经的控制。随着年龄增长，大约3岁后，大脑皮质控制排尿的中枢神经就会慢慢成熟，膀胱容量也会逐渐增大。 一般来说，小便的训练多在2~3岁这个阶段，慢慢地幼儿就会摆脱尿布的束缚。

在医学上，儿童若超过 5 岁还尿床，就可诊断为遗尿症，通常与遗传因素、神经发育较迟缓、睡眠太深沉、心理因素等有关。

❖ 小儿遗尿，中医从肾和脑着手

尿床的困扰是许多小孩与父母挥之不去的梦魇。针对小儿遗尿，目前西医有一些药物可供选择，不过我们中医的老祖先，倒是提供了一些好方法供使用。中医认为小儿遗尿和脏腑功能的发育不全有关，而首要的就是膀胱。从中医的理论出发，肾和膀胱互为表里，膀胱的尿液生成和排放，与肾气的功能息息相关。肾"主骨生髓充脑"，和脑的发育有关系，现在很多脑部的难治疾病，都会从肾论治，就是这个道理。

治疗上，我们可以选用补肾的地黄丸系列药物；穴位的按摩方面，则可以利用膀胱经的肾俞穴，这样除了治疗遗尿以外，也可以培补肾气，让肾和脑的发育更加健全。

在生活习惯上，容易睡眠太深的小孩，可通过半夜叫醒，让他多上一次厕所来避免尿床。此外，白天不要让小孩出现体力透支的情形，以避免他睡眠过深。还有，睡前少喝水，也是重要的改善方式。

❖ 治病更需治心

很多父母认为尿床并非什么严重的疾病，甚至会用打骂的方式来对待小孩，这样处理是非常不正确的，因为尿床给这些儿童造成的困扰，远比想象中来得大。用负面的方式来处理，容易使他们产生自卑感与挫折感,甚至造成人格不正常。临床观察发现，这些孩子大多不活泼，性格上一般较为孤僻，不爱和其他同伴交流。因此，了解孩子的心理压力，多关心他们，或许才是真正的良药。

◆ 取穴 ◆

【肾俞穴】
腰部第 2 腰椎棘突下（命门）旁开 1.5 寸处。若不知道第 2 腰椎在何处，可用和"肚脐"齐平的脊椎即为第 2 腰椎的方法寻找。

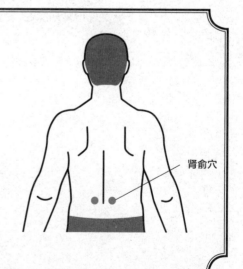

肾俞穴

❖ 具有补肾缩尿效果的桑螵益智茶

治疗从补肾着手，茶饮当然也是选择具有补肾效果的"桑螵益智茶"。不过，茶方中桑螵蛸有股腥味，一般的小孩不太容易接受，所以也可单用益智仁一味药，同样有较强的补肾和补脑的效果。

桑螵益智茶

【材料】桑螵蛸 9g，益智仁 9g。

【做法】以 600 毫升水煎煮，水滚后转小火煮 20 分钟，取药汁当茶饮，药渣可再冲一次热水饮用。

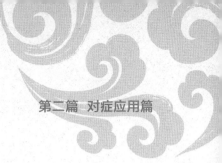

妇科疾病

一、痛经：血海穴

"医生，我从有月经开始就痛经，每个月都痛得在床上打滚，到底该怎么办呢？"

每次来月经都有痛经症状的女性，难道就只能这样持续到更年期？

❖ 中医的脾也代表消化系统

西医学的脾脏主要是负责血液的贮藏和过滤，和中医所认为的"脾"，功能大不相同。中医谈到脾，更多代表的是消化系统、血液凝固功能，以及水分代谢和吸收机制。中医认为，"脾主统血"，"统"有控制、统摄之意，脾气充足时，能够有效地固摄住血液，使其在脉中正常运行，若脾气亏虚太甚，失去统血功能，则可能会有皮下出血、月经过多等问题。

❖ 每个月的止痛预防针——血海穴

血海穴是脾经中治疗血证（血液相关疾病）最有效的穴位。顾名思义，"血海"意为血液汇聚之处，故此穴有调血之效。为何脾经上的穴位能够治疗血液疾病？这就必须从中医对脾生理功能的认识来解释。

中医认为妇人多以血为本，因此血海穴常常应用于治疗各种妇科疾病。在这些疾病之中，我最常将其用于痛经的治疗。

有一次门诊，跟诊的护士看上去面色苍白，直冒冷汗，询问之后才知道她今天是经期第一天，经常服用的止痛药又没带出门，下腹痛得快要昏倒。我便急忙请她躺在诊疗床上，针刺血海穴。休息片刻之后，她的疼痛很快得到缓解，不但面色恢复正常，还能继续协助处理门诊事宜。

有了此次经验后，我更进一步扩展此穴的应用，于痛经患者月经来的前一周便先针刺此穴，效果非常好。许多患者经过这样的治疗后，当次月经疼痛便明显减轻，就如同打了一剂止痛预防针一样。当然，生活饮食习惯调整也十分重要，月经前最忌讳吃冰冷之物，中医认为寒邪具有凝滞、收引的致病特点，会阻滞胞

◆ 取穴 ◆

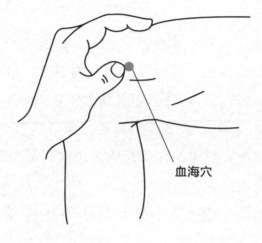

血海穴

【血海穴】

　　患者屈膝，医者以左手掌心按
于患者右膝髌骨上缘，食指、中指、
无名指、小指并拢向前伸直，拇指
约呈45°斜置，拇指尖下即是穴位。

宫（子宫）的气血运行，在行经期间容易产生经血夹有血块和下腹刺痛的症状。

❖ 血海穴也可用于治疗皮肤疾患

如果只将血海穴用于解决月经问题，这也太小看它了！此穴也常用于治疗皮肤疾患，无论是急慢性荨麻疹，还是湿疹、牛皮癣，都可以选用此穴进行治疗。中医认为皮肤病多半由风邪所致，而治疗风邪的大法就是"治风先治血，血行风自灭"。因此，善于调理血证的血海，对于治疗皮肤病是绝对有帮助的。

❖ 虚寒证型的痛经，适合用桂圆红枣茶

嗜食冷饮且四肢经常冰冷，痛经时热敷会有改善的女性，适合在经期时服用"桂圆红枣茶"，对于缓解疼痛颇有帮助，但此茶饮并不适合所有女性服用。若是辨证属热证的痛经，喝了就会火上浇油，症状可能更加严重。热证通常表现为口疮、口干口苦、咽喉痛、口臭、分泌物黏稠色黄、便秘、舌苔色黄等等。若是分不清自己的体质是寒是热，建议找专业的中医师进行处方调理。

桂圆红枣茶

【材料】红枣 6 颗，桂圆 9g，黑糖适量，老姜 1 片。

【做法】以 600 毫升热水冲泡或煮开后饮用，药材可
反复冲泡饮用至味淡。

二、妇人带下：带脉穴

俗话说："十女九带。"带下病是妇科门诊常见的疾病之一。中医很早以前就有关于妇科医师的叙述，《史记·扁鹊仓公列传》记载道："扁鹊名闻天下。过邯郸，闻贵妇人，即为带下医。"此处用来表示妇科医师的词就是"带下医"。那中医如何处理带下问题呢？

❖ 什么是带下

带下是指妇女阴道所分泌的黏液，又称为白带。一般女性发育成熟后，白带的量和性质会随着月经周期而有周期性的分泌变化。简单来说，女性排卵期会有质地稀薄透明且略带黏性的分泌物，这是正常的生理性带下。而异常的白带，有颜色、质地和气味的变化，可伴有局部刺激症状，如痒痛、灼热感，较常见于阴

道炎、子宫颈炎、盆腔炎等疾病，需要进一步的诊断治疗。

❖ 中医如何治疗带下

中医治疗带下的相关叙述最早见于《黄帝内经》。《素问·骨空论》记载："任脉为病……女子带下瘕聚。"经过后世医家的经验传承，中医认为带下多和脾气虚弱、肝经湿热、肾气虚弱有关。

明末清初名医傅青主，对于带下的认识有精到之处。傅氏将带下分为青、赤、黄、白、黑五种，针对各种类型提出不同的治疗思路和方剂。一般来说，白色清稀的带下多属于虚证，可使用完带汤来治疗；黏稠、有异味，色或黄或绿，或呈咖啡色的，则多属于湿热证，可用龙胆泻肝汤或易黄汤来治疗。不过，他也提到一个重点："夫带下俱是湿证。而以'带'名者，因带脉不能约束而有此病，故以名之。"用湿证对此病做了一个总结性的概论。因此临床治疗带下，应重视患者体内的"湿"。

治疗湿证的穴位还真不少，例如丰隆穴、足三里穴、阴陵泉穴，都有不错的利湿功效，但针对妇科的带下问题，我通常选择带脉穴。

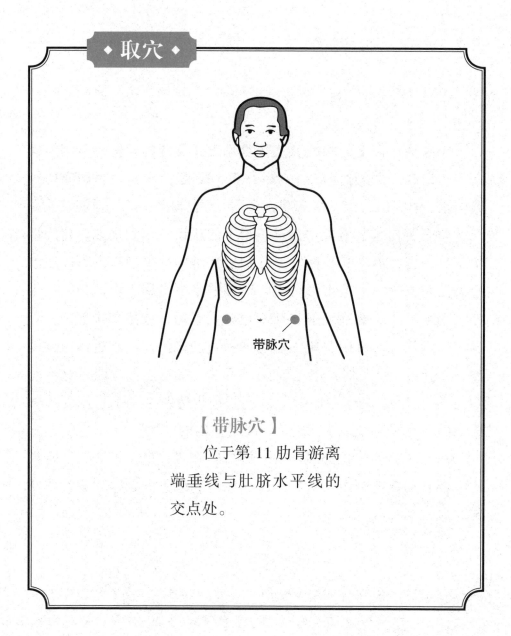

◆ 取穴 ◆

带脉穴

【带脉穴】

位于第 11 肋骨游离端垂线与肚脐水平线的交点处。

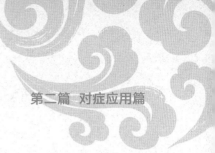

❖ 带脉穴可利湿止带

带脉穴是足少阳胆经的穴位，也是胆经和奇经八脉中"带脉"的交会穴。这里需要先介绍一下带脉，其就像人体自身佩戴的一条腰带，发挥"约束诸经"的作用。人身上的经脉几乎都是纵向而行，唯有带脉横向环绕一圈，像一条绳子一样把全部的纵向经脉系住。带脉如果不通畅，身体多条经络就会阻塞在腰腹部，所以临床很多病人会自诉四肢瘦瘦的，但是肚子越来越大，赘肉越来越多，代表带脉约束的力量变弱。

无论是带下或是腹型肥胖，都可以使用带脉穴，其利湿止带的效果显著，能够清除体内代谢废物。平时除了指压外，也可以用双手从腰部两边按捏的方式按摩此穴，不单能治疗带下，对于腰部曲线的修饰也有效果。在家看电视或是刷手机、平板的时候，不妨空出一只手来好好按摩一下带脉穴。

❖ 祛身体的湿要靠薏米利湿茶

薏米是一味利湿效果显著的中药，关于它还有一则历史故事：东汉时，伏波将军马援，奉光武帝刘秀之命，远征交趾。当地多瘴气，由于水土不服，很多人染上脚气，患者足无力、疼痛，下肢水肿。马援便采用薏米煎水服食的方式，使众将士得以痊愈，最后胜利而归。称薏米为中药的"祛湿将军"实不为过。既然知道带下的源头就是湿，那薏米利湿茶便是改善妇人带下的重要茶饮。方中的薏米、车前子皆有利湿之效，芡实则有收敛止带下的功用。

🍃 薏米利湿茶

【材料】薏米 3g，芡实 15g，车前子 9g。

【做法】以 600 毫升水煎煮，水滚后转小火煮 20 分钟，取药汁当茶饮。

三、更年期综合征：三阴交穴

51 岁的周女士，最近时常抱怨身体出了一堆问题，先是情绪不稳、暴躁易怒，还出现潮热和盗汗的现象，且总是这里疼那里痛，月经也变得十分不规律，一来门诊就滔滔不绝地叙述起自己的不适。其实，这些都是典型的更年期不适，经过适当的中医调理，现已基本得到缓解。

❖ 更年期综合征是中年妇女的常见困扰

女性在月经完全停止前数个月，至停经后较长的一个时期，卵巢功能会渐渐衰退，并伴随雌激素和黄体酮等激素的减少，月经周期会逐渐延长，经血量会慢慢变少到完全停止。由于人体的性激素参与了体内许多代谢与功能活动，因此大部分妇女在性激素分泌减少甚至消失时，会出现许多不适症状，我们一般称为"更年期综合征"。

根据相关统计，对更年期妇女而言，完全没有更年期综合征症状或症状持续不到一年的妇女仅占 15%；症状持续 1~5 年的妇女占 55%；遭受更年期综合征困扰达 5 年以上的妇女占 20% 之多。可见，这个问题对于女性来说无疑是个大困扰。

更年期综合征的常见症状包含关节痛、心悸、头痛、皮肤干燥、体重增加、失眠、盗汗、潮热、尿失禁、月经异常、忧郁、焦虑、性欲减退、易怒等等。需要特别注意的是，心血管疾病和骨质疏松风险的迅速上升。因此妇女同胞应该重视更年期身心呵护，才能够防患于未然。

对于更年期综合征，西医一般以激素补充治疗为主，但是医学研究表明，这种方法可能会提高心血管疾病和乳腺癌发病的风险，因此大大影响了妇女接受西医治疗的意愿。不过也有研究指出，使用激素补充治疗的女性，乳腺癌发病率与一般女性无统计上的差异。究竟激素补充治疗是否安全，还需临床进一步的研究。

❖ 中医怎么看更年期综合征

中医最常引用的关于更年期的叙述，是《黄帝内经》记载的这段话："七七，任脉虚，太冲脉衰少，天癸竭，地道不通，故形坏而无子也。"这段论述是描述女子停经的状态，中医认为更年期和人体阴液的亏损有很大的关系。肾是我们的先天之本，更年期妇女的肝肾之阴都逐渐地亏损，从而出现阴虚有热的一系列症状。初学中医者可能会被复杂的症状搞得一头雾水，但是只要抓准肝肾阴亏这一主要病机，其实治疗效果是颇令人满意的。

在穴位按摩方面，最重要的就是肝脾肾这三条经络，而优选穴位，则是有肝脾肾三条经络通过的三阴交穴。三阴交穴除了可刺激肝肾的经络，还有调理脾经的功能。因此，妇科疾病常可以应用此穴来治疗，可说是"十总穴"歌诀里面"妇科三阴交"（详见第 26 页）的最佳写照。

根据不同的症状，可以搭配不同的穴位来一起按摩，例如情

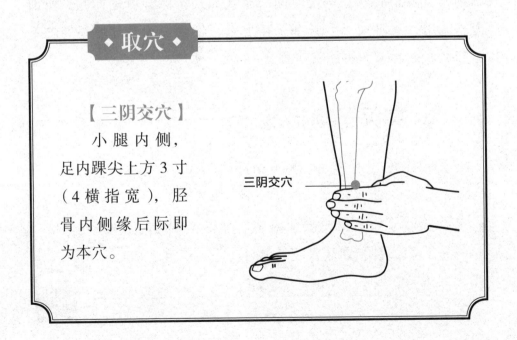

◆ 取穴 ◆

【三阴交穴】

小腿内侧，足内踝尖上方 3 寸（4 横指宽），胫骨内侧缘后际即为本穴。

三阴交穴

绪忧郁可加太冲穴疏肝理气；筋骨疼痛可加阳陵泉穴舒经活络；失眠则可加神门穴来加强安神效果。若再采用方剂进行治疗，例如服用地黄丸系列或是逍遥散系列的中药方，更能达到事半功倍的效果。

❖ 滋养肝肾阴液的女贞子枸杞茶

肝肾阴液的亏耗并非一天产生的，而是一个日积月累的漫长过程。因此，更年期综合征的症状，也不是一朝一夕就能立即缓解的，需要耐心调理一段时间。茶饮和穴位保健更是如此，所谓聚沙成塔、集腋成裘。长期坚持下来，你会发现自己更年期的不适和他人比起来似乎明显少得多。

🍃 女贞子枸杞茶

【材料】女贞子 9g，枸杞 9g，酸枣仁 9g，桑葚 6g，菊花 6g。

【做法】以 600 毫升水煎煮，水滚后转小火煮 20 分钟，取药汁当茶饮。

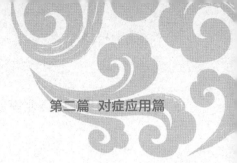

四、不孕症：八髎穴

曾经有个 30 多岁的女患者来就诊，主诉尾骶骨疼痛和腰腿痛，之前找了很多医师治疗，效果都不甚满意，便跑来我的门诊。

当时我就以八髎穴和腰腿部的一些穴位为主来对其治疗。坚持治疗一段时间后她的症状获得显著的改善，但她还是继续来门诊治疗。

过了五个多月，她高兴地告诉我，不只痛症改善，长年的痛经问题也获得解决，本来多年不孕四处求医，现在居然顺利怀孕了。在恭喜她之余，也让我对八髎穴有了更深的认识。

❖ 浅谈不孕症

从一般定义上来说，夫妻在一年内存在有规律且无避孕的性行为，仍无法受孕，再排除男方原因后就可诊断为女性不孕症。现代社会晚婚及生育年龄延后的现象越来越普遍，使得女性不孕症的比例似乎有逐渐上升的趋势，再加上生活环境的改变，因此不只是不孕症，各种古时候少见的疑难杂症，也都跑了出来。

要成功怀孕，从精子、卵子的制造形成，到排卵、受精、着床等，其中任何一个环节都不能出错，否则都会导致失败。女性不孕症临床常见的原因，包含了感染、排卵异常、输卵管异常、子宫问题、卵巢问题、内分泌问题等等。医生会安排详尽的检查以寻找问题所在，一般治疗方式包括人工受孕、试管婴儿等。

中医治疗女性不孕症的思路其实很多，有的从肝肾着手，有的从脾胃出发，有的从活血化瘀立方，有的从清利湿热论治。需要医生从辨证论治的角度去分析，才能找出适合患者的最佳方案。不过，女性不孕症的治疗关键还是在于保障盆腔的气血循环正常，而八髎穴便是改善盆腔气血循环非常有效的穴位。

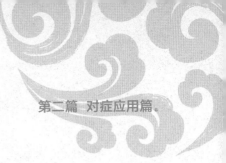

❖ 八髎穴不是一个穴位

很多患者都误以为八髎穴是一个穴位的名称，其实八髎穴分为上髎穴、次髎穴、中髎穴、下髎穴，每穴左右各 1 个，总共 8 个穴位。从解剖学来看，骶骨的八个骶孔，即为穴位所在之处。临床在针刺这些穴位时，能够将长针整个针身没入骶孔处，患者一般会有强烈的酸麻感，有些患者甚至会觉得针感往生殖器官处延伸。

我常叮嘱患者回家多热敷这八个穴位，让盆腔的气血循环更加顺畅。临床不单是不孕症可以考虑选用，腰腿痛、泌尿系统疾病、男生阳痿早泄，都能利用八髎穴来治疗！

◆ 取穴 ◆

【八髎穴】

先用中指在髂后上棘内下 1.5 厘米，正中线旁开 2 厘米处定位次髎穴；再以食指、无名指、小指依次按压即为上髎、中髎及下髎穴。

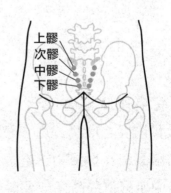

上髎
次髎
中髎
下髎

❦ 泌尿系统疾病

◀ 一、解毒要穴：筑宾穴 ▶

　　"孙医生,请问一下,这次抽血检查,我有一个什么'鸡肝'值过高,医生叫我要注意肾脏,同时控制好血糖,现在吃个饭,女儿都会限制我这也不能吃那也不能碰,实在很难受。有没有什么方法可以治好我的肾脏呢?"

❖ 鸡肝？肌酐！

　　患者所提之"鸡肝"。其实是肌酐,是指身体骨骼肌的肌酸正常代谢后之产物,当"肾小球过滤"出现了问题,肌酐会滞留并渐渐累积在血液中,造成检测时数值偏高。因此,可通过血液检查中肌酐值的高低,来评估肾功能的好坏。

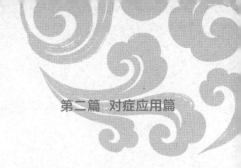

❖ 大众对于中药的误解

很多人会误解，认为肾病发生率高和中药摆脱不了关系，其实药物性肾脏损伤多是误吃含有马兜铃酸的偏方草药或不当服用非甾体抗炎药所致。若是想服用中药，一定要找正规医疗机构的中医师开立。

面对慢性肾衰竭的患者，不能保证说中医疗法能完全恢复患者肾脏原来的功能。目前除了换肾以外，并没有其他根治方法，所以患者切勿听信坊间说法找一些偏方和草药来服用，无效事小，但因草药多含有大量的钠钾离子，若是突然摄取过多，可能成为"压死骆驼的最后一根稻草"。

中医的治疗在于减缓患者的疾病进展。中医研究指出，同样为慢性肾衰竭的患者，吃中药者会比没吃的人延迟透析开始的时间，也就是说，中药对于肾脏具有一定程度的保护作用。那读者一定想问，除了中药，穴位按摩对于肾衰竭的患者有什么帮助吗？

❖ 解毒要靠筑宾穴

临床上我会使用筑宾穴来处理类似的疾病。筑宾穴为足少阴肾经的穴位，是人体的解毒要穴。肾本就有"主水"的功能，即水液的代谢和再利用，与肾这条经络脱不了关系。体内的废弃物累积多了，在中医理解即为聚而成痰、瘀和湿，这些都需要肾脏的帮忙才能够加以排除。筑宾穴又是阴维脉的郄穴，对于一些急慢性的发炎疾病，如肾炎、膀胱炎、盆腔炎，都可以选用此穴来进行治疗。

◆ 取穴 ◆

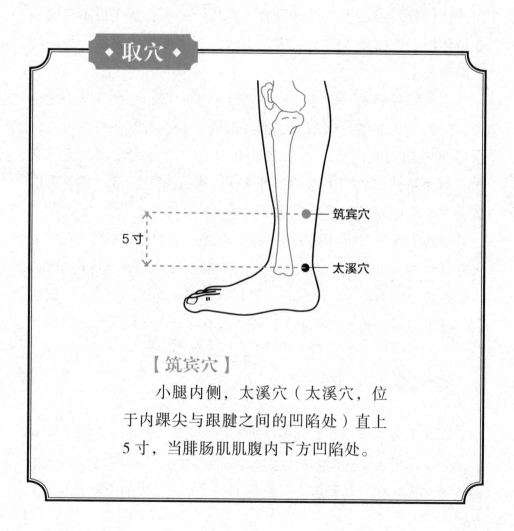

5寸

筑宾穴

太溪穴

【筑宾穴】

小腿内侧，太溪穴（太溪穴，位于内踝尖与跟腱之间的凹陷处）直上5寸，当腓肠肌肌腹内下方凹陷处。

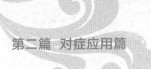

二、夜尿增多：气海穴

"孙大夫，我这膀胱实在很不争气，整个晚上每隔一两个小时，就必须起来上厕所，搞得我连觉都睡不好，想当初我年轻的时候，总是能一觉到天亮，现在不只是年纪大了，连身体都变差了，这该怎么办才好？"

❖ 小便和肺脾肾膀胱息息相关

人要保持健康，不外乎注意吃喝拉撒睡这几个要点。面对患者，我十分注重其是否能吃、能喝、能睡、大小便能通畅这几个临床信息。不要小看毫不起眼的细枝末节，它们其实反映了许多中医脏腑的问题。

小便的生成从中医角度说，必须探讨肺脾肾三个脏腑。《黄帝内经》有一段话，是身为一位中医师绝对需要记住的。《素问·经脉别论》说："饮入于胃，游溢精气，上输于脾，脾气散精，上归于肺，通调水道，下输膀胱，水精四布，五经并行。"这是对于人体水液生成与代谢排出的简要概括。水液从消化道被吸收后，借助肺传输到身体各处，最后的代谢废物转送到膀胱，利用肾气的力量将可回收的津液吸收回人体，剩余的再由膀胱排出。

这三个脏腑之中，和膀胱有直接密切关联的就是肾脏。肾气的正常与否，直接影响到小便能否正常排出。若肾气亏虚，膀胱的气化功能不足，无法顺利地泌别清浊，就可能出现夜尿增多的情形。这和前述所提到的小儿遗尿不尽相同，小儿多半是脏腑发育未完全所致，而本病多为年老退化造成。

❖ 好用的中医古方

针对年老患者的肾气衰退问题，我常常会开立右归丸给他们服用。此方中有许多补肾阳和补肾精的药物，可以让膀胱气化的功能获得改善。不过，临床上这种治疗方法只能解决一部分的问题，有一些患者除了肾气亏虚，更有睡眠的烦恼，亦即他们并非膀胱水液储存太多而需要起床上厕所，反倒是因为无法获得较深层的睡眠，才会不停地起床小便。这类患者多半夜尿数次，但每次只尿出一点点而已。

面对这样的问题，我会使用"桑螵蛸散"来加强疗效。桑螵蛸散是一个心肾共治的方剂，除了有补肾缩尿之效，方内更有远

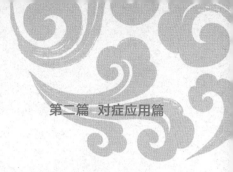

志、石菖蒲、龙骨、茯神等安神定志的药物，可改善睡眠的质量。

❖ 具有补益效果的气海穴

在穴位按摩上，我会请病人多按摩"气海穴"。《针灸资生经》就提到："气海者，盖人之元气所生也。"此穴乃培补元气很重要的穴位，有培元固本、扶正补虚的作用，对临床辨证属于虚证者有不错的效果。

气海穴是任脉的穴位，从任脉走向来看，本身就通过膀胱的位置，符合"经之所过，病之所治"的原则。临床在操作此穴时，会要求针感沿着任脉向下传递，一般会有抵达生殖器的感传。在家中可用艾灸的方式灸此穴，则补气温阳的效果更加显著。若没有艾灸可以使用，也可将双手搓热后，置于气海穴上热敷来处理。不只是治疗小便频数，此穴也能治疗许多虚寒证的月经疾病、妇科疾病和男科疾病、肠道蠕动功能不良、脏器下垂等问题。

气海穴

1.5 寸

.5 寸

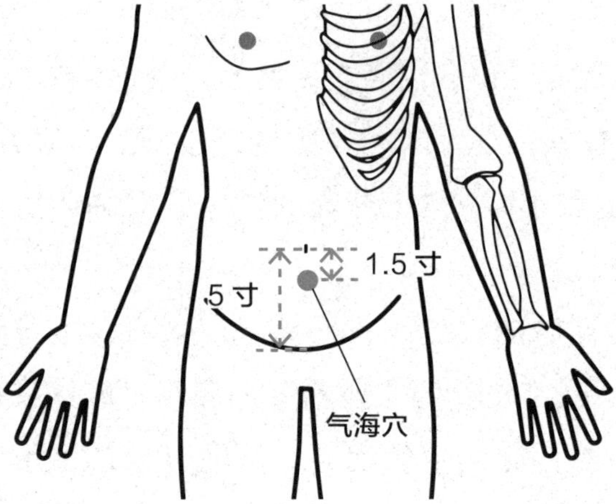

【气海穴】

肚脐到耻骨联合上缘

为 5 寸，此穴位于腹正中线

上，肚脐下 1.5 寸处。

❖ 补肾气的固肾茶

针对肾气虚衰型的夜尿增多，我们可以使用"固肾茶"来帮忙改善症状。方中的覆盆子、益智仁都是固肾缩尿的收涩之品，搭配补气升提效果明显的黄芪，能够更快地改善尿频状况。

🍃 固肾茶

【材料】黄芪 9g，覆盆子 9g，益智仁 9g，红枣 3 颗。
【做法】以 600 毫升水煎煮，水滚后转小火煮 20 分
钟，取药汁当茶饮。

三、尿路感染：行间穴

　　升学压力大的中学生小妍，每次考试前都会十分紧张，常常念书念到忘记喝水，一整天下来不但没喝什么水，又一直憋尿不上厕所，长此以往的后果，就是反复的小便灼热疼痛。

❖ 尿路感染是什么

　　尿路感染部位不同，有不同的疾病名称，下尿路感染称为膀胱炎，而上尿路感染，则称为肾盂肾炎。下尿路感染的症状，最常见的是小便时会疼痛并伴有尿频；上尿路感染除了会有和下尿路感染同样的症状外，还可能伴有发烧及腹痛。

　　一般来说，女性尿道较短，且肛门与尿道开口距离较近，因此尿路感染大部分好发于女性，相对而言男性较少有这方面的困扰。致病菌往往就是大肠杆菌。

❖ 中医称尿路感染为淋证

古代并没有所谓的"尿路感染"这个病名，临床上一般将其归为"淋证"。淋证症状包含小便频急、淋沥不尽、尿道涩痛、小腹拘急、痛引脐中，这些和尿路感染的症状基本符合。治疗的大原则是以清热利湿为主，常用八正散、知柏地黄丸、萆薢分清饮、龙胆泻肝汤等方剂。尽管选择众多，但最核心的治疗还是在于清利湿热。

❖ 肝经的行间穴可清利湿热

对于穴位按摩来说，可使用肝经的"行间穴"来治疗。行间穴属于五输穴中的荥穴，荥穴的通用效果是清热，所谓"荥主身热"，再加上肝经穴位本身就有清利湿热的特性，因此行间穴是非常适合用来处理尿路感染的穴位，一般临床也可搭配阴陵泉、三阴交穴来加强治疗效果。

◆ **取穴** ◆

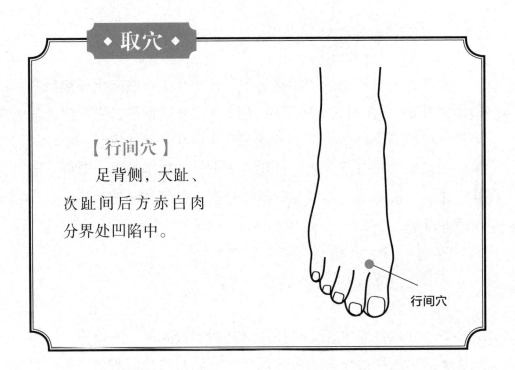

【行间穴】

足背侧，大趾、次趾间后方赤白肉分界处凹陷中。

行间穴

❖ 改变生活习惯很重要

虽然按摩穴位能改善症状，但治疗尿路感染，更重要的是改变生活习惯。其中多喝水就是治疗的重要环节，一般建议每天喝约2000毫升的水。试想，一条脏水沟如果没有足够的水来冲刷清洗，有办法洗干净吗？所以需要充足的水，才能够将泌尿道的病菌以及代谢废物冲洗干净。此外，要改掉憋尿的坏习惯，平时

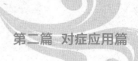

多穿宽松的衣物，少穿太紧的牛仔裤，对于尿路感染的预防也很有帮助。

❖ 蔓越莓对预防尿路感染是否有帮助

很多市面上的养生书籍和网络达人，都建议女性朋友喝蔓越莓汁来预防尿路感染。目前研究尚无权威性的定论。需要注意的是，市面上多数的蔓越莓汁，其果汁含量较低，里面大多是人工添加剂、糖以及水，多喝要小心发胖。

从中医的观点来看，市面上这些加了大量糖水的饮料，喝了反而会增加体内的湿热，对于疾病的预防没有太大的帮助，倒是如同前述认真地喝水，改掉憋尿的坏习惯，才能够有效远离尿路感染的烦恼。

❖ 清热利湿的车前草茶

车前草具有清热利尿的功效，搭配竹叶能加强利尿的效果，是清热但又不太会伤到人体正气的中药。

车前草的名称可追溯到西汉时期。相传有一支军队，被敌军围困在一处荒无人烟的地方，因粮草不足，再加上暑热，士兵、战马接二连三地倒下，有些士兵和战马还出现了腹胀、血尿的异常现象。眼看状况越来越险恶，将军的马夫突然发现有三匹马没有血尿了，精神也大为好转。这奇怪的现象引起马夫的注意，便紧盯着这些马的活动，后来发现这些马特别喜爱啃食车子周围的特殊野草，于是他拔了一些，煎水一连服用好几天，感到身体舒服了，小便也正常了，便禀报将军。将军立即号令全军吃这种野草，几天之后，效果明显。全军上下精神大振，大胜敌军，班师回朝。将军狂喜之余，便将此草命名为"车前草"。

🌿 车前草茶

【材料】车前草 30g，竹叶 15g，生甘草 9g，白糖些许。

【做法】以 1000 毫升的水煮沸后，再以小火煎煮 10~15 分钟，即可取药汁当茶饮。可依照个人口味加入些许白糖。

眼科疾病

一、迎风流泪: 攒竹穴

"医生啊，我太容易流眼泪啦，尤其是一吹到风就会流泪，我孙子老是笑我一出门就容易被感动。这老了不只走不快，脑筋变差，现在连眼睛都越来越不听话了。"

❖ 泪器的构造

讲到这类流泪（泛指眼泪汪汪、眼睛有很多分泌物）的问题，必须稍微提一下眼睛的结构。泪器可分为泪液分泌器和排出器，分泌器主要有泪腺、副泪腺等外分泌腺，而排出器则包括泪小点、泪小管、泪总管、泪囊和鼻泪管。

在正常情况下，大部分的泪液都依赖眼轮匝肌的作用，通过泪管排出。上述部位任何一个环节出问题，例如排出受阻，即泪液不能流入鼻腔，而溢出眼睑之外；或是泪液分泌过多，来不及排走而流出眼睑外，都可能造成流泪的现象，中医一般称为"迎风流泪"。

❖ 迎风流泪——中医责之于风邪和肝肾亏损

关于"迎风流泪"，在有名的眼科著作《银海精微》中就有叙述："若迎风而出汪汪，冬日多，夏日少，拭即还生，又不分四季皆有，此冷泪也。"并进一步提到病机："有肾虚不生肝木，肝经受风而虚损，故木动也，迎风而泪出也。"指出肝肾不足外加风邪侵袭，导致产生此病。

总结各家医书对于迎风流泪病机的描述，大抵上有两种，就是风邪外扰和肝肾亏虚，所以治疗上，我们的目标就是祛散风邪，补益肝肾。那么，有没有一个穴位能同时兼顾二者呢？这时，就可以选用眉头处的攒竹穴。

❖ 足太阳膀胱经，主一身之表

攒竹穴属足太阳膀胱经，位于眉头处，是治疗眼科疾病使用频率非常高的穴位。足太阳膀胱经经过人体整个背部，是分布最广的一条经络，因此我们又说足太阳膀胱经主一身之表，意思就是此经络为身体第一道防线，与免疫力强弱有关，若其经气强盛，则外来的病邪就不易侵犯人体。

中医认为外邪有风、寒、暑、湿、燥、火六种，称为六淫，其中的风邪，就是六个"坏人"里面的头目，中医常说"风为百病之长"，就是这个意思。膀胱经的穴位具备顾护体表的功能，而位置接近眼睛部位的攒竹穴，更是有祛风明目的效果。

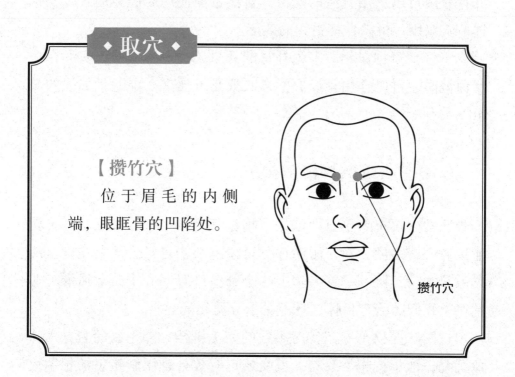

◆ 取穴 ◆

【攒竹穴】
位于眉毛的内侧端，眼眶骨的凹陷处。

攒竹穴

❖ 肾和膀胱相表里

了解祛风的效果后，肝肾亏损又要如何理解呢？这可以从表里经的关系去探讨。足太阳膀胱经的好朋友是足少阴肾经，中医称为"相表里"经络，膀胱经的问题可用肾经的穴位，肾经的问题当然也能使用膀胱经的穴位处理。临床治疗疾病，会大量地使用到这个原则，如肝经和胆经相表里，脾经和胃经相表里。因此，肝肾亏虚可以选用肾经的穴位，自然也能使用膀胱经的穴位。这样一穴双用，可以发挥更大的效能。

不过，攒竹穴相对来说补肾的效果还是差了一些，实际在按摩保健时，可以合用肾经的涌泉穴或是太溪穴，能起到加强的效果。

❖ 养护眼睛的枸杞菊花茶

我常建议患者平日要饮用"枸杞菊花茶"来保护眼睛。枸杞能滋养肝肾之阴，对于眼睛保健可说是功不可没，而菊花则有疏风散热之效，两药一补一清，一个补益肝肾，一个疏散风邪，非常符合我们的治疗目标，且都是十分温和的药材。

这两味药物是专门针对眼睛的完美搭档，如中医的名方六味地黄丸，加了枸杞、菊花，就变成可有效处理眼睛疾患的杞菊地

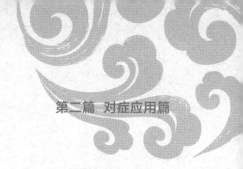

黄丸了。不过需要注意的是，枸杞本身有润肠作用，若是天天喝，量又大，容易有腹泻或是便软的问题，还需要依照个人体质，调整用量和服用频次。

枸杞菊花茶

【材料】枸杞 9g，菊花 4.5g，白糖些许。

【做法】以 200 ~ 300 毫升热水冲泡，喝完可反复冲泡至味淡。

二、眼睛酸涩：瞳子髎穴

现代人成天接触电子产品，上班用计算机，通勤路上刷手机，下班看电视，睡前玩个平板，这些都威胁着眼睛的健康。我在门诊接触到眼睛酸涩不适的病人越来越多，最常听到这些人问的问题是："有没有什么穴位可以缓解眼睛不适？""有什么中药可以治疗又保养眼睛？"

❖ 中医眼科是一门大学问

许多人应该是第一次听说中医眼科，甚至不知道原来中医也可以治疗眼部疾病。其实，中医眼科的历史相当久远，早在《黄帝内经》中就有对于眼睛的生理、解剖和病机等方面的理论论述。《史记·扁鹊仓公列传》中有这样一段描述："扁鹊名闻天下……过洛阳，闻周人爱老人，即为耳目痹医。"这也让我们知道，历史记载最早的中医眼科医师就是扁鹊。尔后在隋唐以及宋元时期，出现了许多眼科专著，如《银海精微》《秘传眼科龙木论》等等。

明清时期，中医眼科更是大放异彩，《审视瑶函》《目经大成》《医宗金鉴·眼科心法要诀》等医籍，更加充实了中医眼科的内涵，时至今日，这些古人的智慧，仍旧帮助我们这些现代的中医治疗临床上各种眼科病症。

❖ 针灸能治疗眼病

用针灸治疗眼病，其实是有独特效果的。眼睛附近的穴位，以及远端手脚的穴位都能使用。常选用的经络，包含大肠经、胆经、肝经、肾经、心经、膀胱经等等。但在针刺眼睛局部的穴位时需要特别注意，如睛明穴和球后穴，针刺时有更高的出血概率，可能会暂时出现眼周瘀青，类似熊猫眼的情况，因此在使用这些穴位前，务必要先和患者沟通。

对于眼睛酸涩的患者，我十分鼓励按摩瞳子髎穴来缓解不适。瞳子髎穴位于眼眶外侧缘，是足少阳胆经的穴位，临床上使用此穴十分安全，不必担心会出现熊猫眼。另外，像是三叉神经痛、头痛、面神经麻痹，都可以用此穴来治疗。

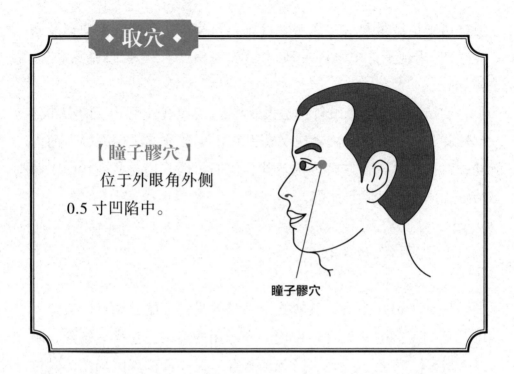

◆ 取穴 ◆

【瞳子髎穴】
　　位于外眼角外侧
0.5 寸凹陷中。

瞳子髎穴

❖ 平时的护眼小秘方：枸杞菊花茶

　　眼睛酸涩的问题，同样可以用枸杞菊花茶来保健，若要加强补益肝肾的效果，可再加入 6g 桑葚和 6g 车前子，明目效果更好。

　　这里要额外讲一个枸杞的小故事。古时候有个樵夫，上山砍柴迷了路，走进了一座村庄。村里都是年轻人，各个头发乌黑，身体强壮。他看到有一个黑发的少年拿着棍子追打一名老翁。

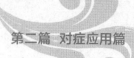

樵夫上前阻止并指责年轻人的不是："怎么可以如此不敬老尊贤呢？"年轻人先是一愣，接着笑着说："先生，您误会了，这是我的儿子，因为从小就不喜欢吃枸杞，所以才六十岁就白了发，我可是他的爸爸啊！我们全村最重要的保健秘诀就是吃枸杞。"

　　或许这故事夸张了些，但从侧面强调了枸杞补益肝肾的功能是非常显著的。有空不妨买包枸杞当零食吃，至少胜过拿一些垃圾食品当点心。

🍃 枸杞菊花茶

【材料】枸杞 9g，菊花 4.5g，白糖些许。

【做法】以 200～300 毫升热水冲泡，喝完可反复冲
　　　　泡至味淡。

🌀 心血管疾病

◀ 一、心悸：内关穴 ▶

许多刚开始学中医的学生，或初次阅读中医书籍的读者，都常常有一个疑问："奇怪，脏腑里面不是已经有了一个心，为什么还有一个腑叫作心包呢？"

❖ 心和心包，意义不同

在中医理论之中，心和心包是不同的脏腑。中医对于心的功能，叙述为"心藏神""心者，君主之官，神明出焉"。神指的就是意识活动状态，君主乃负责发号施令，指挥各种活动的领导者，用现代医学来解释，古代的心和今日的脑也较有关联。

人们熟知的"范进中举"，或是遭逢巨变的人突然出现神智

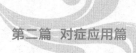

混乱的情形，在中医上一般称之为情志病，都和"心"有关。

在中医经络学说中，人体还有一脏，即心包络，简称心包。心包最常被提到的就是"代心受邪"，也就是说，心实质脏器受到了损害，或是功能受到了影响，中医认为是心包在承受攻击，从而使心这位君主能够安然无恙。这点要从古代的思维去探讨。

古时候的皇帝是至高无上、神圣不可侵犯的，心在人体中的地位也是如此，所以不能直接受邪。大家都知道传统的王朝，居上位者是有卫兵层层包围保护的，因此当外来病邪侵犯时，心包就是卫兵，具有保护心的作用。基于这种思想，中医提出"代心受邪"这样一个理论，于是治疗心脏疾病时，心包经便成了常用的经络。

中医认为造成心悸的原因有很多，心气亏损会导致心悸，心肾不交有可能引起心悸，心脾两虚也会造成心悸。以现代人的体质来说，阴液亏虚是心悸常见的原因。

夜猫族总是可以在晚上一心十用，刷手机、聊天、打游戏、看电视、吃宵夜，一个本该让身体休息的时间，却耗伤大量的心神处理各种事务，这容易造成人体阴液迅速亏损，好比没有润滑油的齿轮一样，久了一定会出问题。从穴位按摩的角度来看，心悸最常使用的，就是心包经上的内关穴。

❖ 心脏的最佳保健穴——内关穴

一般人在握拳的时候，可以很明显地看到掌侧的手臂处有两条大筋，由腕横纹往上三个指头（食指、中指和无名指）宽处，两筋之中，就是内关穴。早期在和同学互相练习针灸时，内关穴是一个大家避之唯恐不及的穴位，因为一针下去的那种酸麻感，是永生难忘的。

心脏的各种不适，都可以考虑用内关穴来作预防保健用穴，包括心悸、胸闷，甚至是较轻微的胸痛。它同时也是"十总穴"歌诀里面所提及的"内关心胸胃"（详见第 26 页），所以不只是心血管的问题，肠胃和胸部的疾病也可以选用内关穴，内关穴可说是一个应用相当广泛的穴位。又如，对腕管综合征也常使用此穴来治疗。

需要特别注意的是，按摩内关穴时，不必强求让酸麻感出现，只需轻按至有酸胀感即可。其实整个心包经都可以用拍打的方式来处理，甚至刮痧、拔罐，让手臂出现微红即可，不要太用力，以免导致整个手臂出现瘀青。

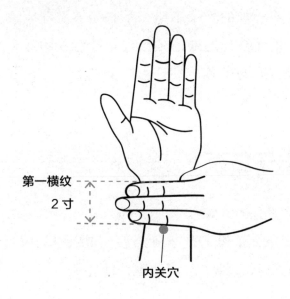

第一横纹

2寸

内关穴

【内关穴】

手掌向上，腕横纹上 2
寸（约 3 横指距离），在两
筋之间。

❖ **养心阴的柏子仁茶**

柏子仁安养心神的效果不错，不只能够滋养阴液，也有安神助眠的功效，里面搭配的麦门冬，也一样有养阴除烦的作用。其实我十分建议心悸的患者，平日不妨多吃点猪心，取其以形补形的观念，对心脏的保健也很不错。

🌿 柏子仁茶

【材料】柏子仁 15g，麦门冬 9g。

【做法】以 600 毫升的水煮沸后，再以小火煎煮 10~15
分钟，即可取药汁当茶饮。

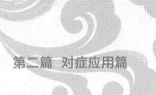

二、高血压：太冲穴

　　童先生最近常熬夜加班，为了应酬又抽烟喝酒，硬撑下去的身体，终于在某天对他发出了警告：当天早上开车时，觉得头晕、肩膀酸痛，自行按压肩膀却仍无法缓解，视物也有些模糊，才想起最近好像双手也时常无端发麻，疑惑怎么突然一堆毛病接连出现。

❖ 隐形的杀手——高血压

　　前述的童先生所幸经朋友提醒后，及时到诊所就医，被医师告知有高血压，才恍然大悟，原来这一系列的症状，是身体早早就在敲警钟。起居无常、不知节制的生活，随着年纪逐渐增长，身体已无法负担了。后来他经朋友介绍，辗转到我门诊。我主要以太冲穴为他施治，目前也已达到很好的控制效果。

顽固型的高血压，与生活习惯、情绪、饮食密切相关，其次与身体其他的问题如肾脏疾病、呼吸暂停、某些特定药物的使用有关。

中医大部分的治疗思维，都着重在防患未然，所以中医师常常会苦口婆心地对每位病人进行生活及饮食方面的调理指导，其意义即在于此。既然在不正确的生活方式下将身体宠坏了，那我们该做的是，全面地把身体调理好。此外，注重五脏六腑相生相克的关系，以细腻的架构选方用药，择穴施针，是中医的强项。

❖ 具有降压效果的太冲穴

在所有穴位当中，提到降血压，我最先想到的是降压效果出色的太冲穴。

相较其他穴位，太冲穴因为气血较盛，按压的酸胀感非常明显。善行数变是风邪致病的特性，中医以风来比喻某些变化速度极快的疾病，像高血压这类血压变化，在短时间内可以用血压计测到，中医将之归类于肝风证。肝风内动，故而眩晕，若化火症状出现，如烦躁、目赤、头胀，则为肝阳上亢。

太冲穴是足厥阴肝经的原穴，"五脏六腑之有病，皆取其原也"，各经络的原穴，可以处理本经所过之处的各类疾病。其实，太冲穴除了降压效果明显之外，还是其他肝系问题的常用穴。

　　按摩时，可用大拇指或食指，在不让皮肤受伤或发生瘀青的力道范围内，做深度、间歇性地按压，或者使用按摩棒来按压。同时，按压时还要配合呼吸，吸气时，用力且缓慢地压下；呼气时，再缓慢地提起。按压时间不限，以达到舒缓高血压造成的相关症状为目的。

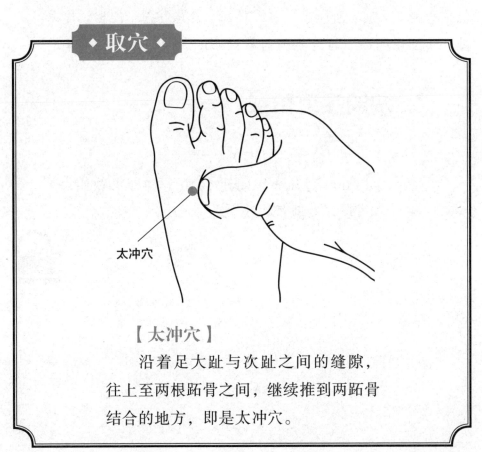

◆ 取穴 ◆

太冲穴

【太冲穴】
　　沿着足大趾与次趾之间的缝隙，往上至两根跖骨之间，继续推到两跖骨结合的地方，即是太冲穴。

❖ 不妨来杯决明子菊花茶

很多血压高的患者向我反映，针灸治疗效果虽然不错，但是没办法持续很久，此时我都会建议病人在家里多喝决明子菊花茶。这两种中药，都有平肝潜阳的效果。肝阳上亢的典型症状，包括头晕、头痛、血压高、面红耳赤、暴躁易怒、便秘、耳鸣等，进一步加重的话，有发生脑血管疾病的风险，需要特别小心。

决明子菊花茶

【材料】决明子 15g，菊花 9g。
【做法】以 600 毫升沸水闷泡 5~10 分钟即可饮用，
　　　　可反复冲泡至味淡。

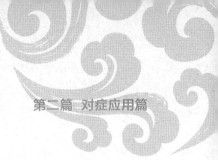

❧ 口腔疾病

一、牙痛：合谷穴

　　"医生，谢谢你，接受治疗后，我身上的酸痛好多了。但这几天比较特别的是，下排牙齿有点胀痛，不过这个好像应该看牙医才对。哈哈。"

　　"当然要去看牙医，不过，急性牙痛造成的不适，其实可以用针灸快速缓解哦！"

　　"咦，这么神奇？中医连牙痛都能处理吗？"

❖ 牙痛从胃火论治

从中医角度来看，牙痛和胃火最有关联。这里的"胃"，指的是整个消化道。常吃烤炸辣的食物，容易造成胃火偏盛，引起牙痛，甚至牙龈红肿。中医滋阴降火的方剂，包含玉女煎、甘露饮、清胃散，都能应用在牙痛困扰上。

❖ 合谷穴治疗牙痛，效果显著

临床上治疗牙痛最常使用合谷穴，而且疗效是立竿见影的，针对突发的牙龈肿胀、疼痛、流血都非常有效。门诊时，有些病患会摸着牙说，这几日怎么牙龈无端地肿痛起来呢？熬夜？吃辣的？或是吃了哪些上火的食物？愁眉苦脸的患者带着疑惑的眼神望着医生。我想，病人应该是非常不舒服吧。但接下来，迅速一针入合谷，常使得病患上一秒钟还深皱的眉头，下一秒钟立刻舒展开来。由此可见，合谷穴缓解牙龈肿痛的效果，真的十分显著。

据《灵枢经》记载，合谷穴所属的手阳明大肠经，是从食指的商阳穴，循行至位于锁骨上缘的缺盆穴，下行络属肺及大肠，在缺盆穴有个分支，从锁骨向上走到了下排牙齿之中，与口腔及鼻孔有密切的连结。手阳明大肠经原穴——合谷，之所以能治疗牙痛，是因为它所在的经络通往牙齿。

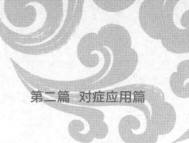

合谷穴位于双手的虎口附近，准确的取穴方式，须将大拇指与食指并拢，维持稍微用力并拢的姿势，找到大拇指与食指之间的指缝,指缝的最末端,可以见到肌肉突起的最高点,即是合谷穴。

更精准一点，还必须要求穴位点在三间穴和阳溪穴连线上，才不偏离大肠经经络，此法适用于针灸取穴，若只是按摩，利用前述简单的找法即可。日常生活中若是突发牙痛的情况，请用适度的力道，持续对合谷穴进行按摩，可有效缓解疼痛。

❖ 合谷也属于十总穴

历代医家通过经验的累积，归纳出常用、特效的"十总穴"，其中就提到"面口合谷收"（详见第 26 页）。因此，合谷穴的治疗范围，可涉及头面部的大多数病症，除了牙病之外，眼睛的目赤肿痛，耳朵的耳鸣、耳聋，鼻部的鼻塞、慢性鼻窦炎，头面部之头痛、三叉神经痛、面神经麻痹等，都可以长期按摩合谷穴作为治疗及保养之道。

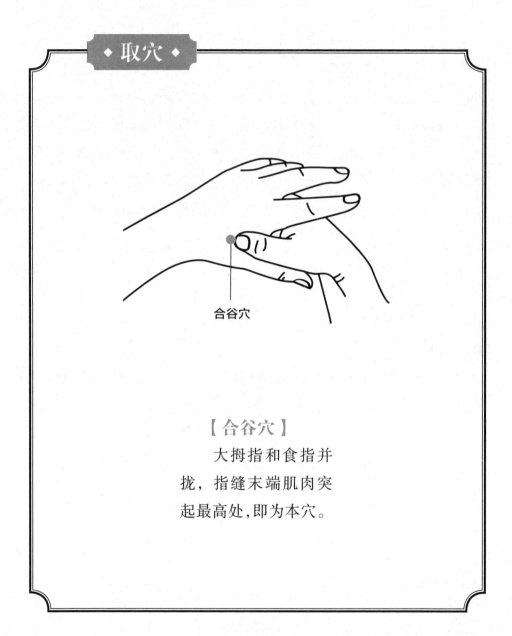

◆ 取穴 ◆

合谷穴

【合谷穴】

大拇指和食指并拢, 指缝末端肌肉突起最高处, 即为本穴。

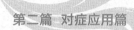

❖ 牙痛，来杯祛火的绿茶吧

若是由胃火盛引起的牙痛，可用绿茶来祛火。这里的绿茶，指的可不是市面上卖的奶茶或是瓶装饮料，那些大多加了糖，喝后会徒增湿热，并无帮助，倒是自己家中泡的绿茶，在牙痛的时候可以拿来试试。

除了绿茶之外，也可以口含盐水来处理牙痛，因为盐本身的性味属于咸寒，是泻火凉血的一味药引子，对于牙龈痛、牙痛，甚至牙龈出血都可以使用。

🍃 无糖绿茶

【材料】绿茶 15g。

【做法】以 600 毫升沸水闷泡 5 ~ 10 分钟后即可饮用，可反复冲泡至味淡。

二、口疮：内庭穴

"医生，我最近老是反反复复长口疮，到底该怎么办？"就读初三的小瑜无奈地对着我抱怨。面对升学压力，小瑜总会熬夜苦读，再搭配她唯一的精神粮食——咸酥鸡，日子一久，在口腔和牙龈处，竟跑出一颗颗小面积带红边、中心是黄白色的小口疮，平常会痛，吃东西碰到也痛，难受得无法专心读书。

❖ 何谓口疮

口疮刚开始时，为小的圆形红肿，通常在一天内会发展成溃疡疮。溃疡的表面，通常覆盖着一层薄的白色物，其周围为红色发炎区。因为是开放性的伤口，各种物质（唾液、食物）均可刺激它引起疼痛。

❖ 中医怎么看口疮

在中医古书的记载中，口腔生疮有两种病名较常见，一种是病情较轻者，称为"口疮"；而另一种是口中糜烂如腐、范围较大、病情较重者，称为"口糜"。发生口疮最常见的原因不外乎两个，一为熬夜，二是好吃油炸烧烤之物。过食油炸之物容易使脾胃生痰湿，累积久了渐渐会化热，再加上熬夜造成体内阴液不足，相对热更盛，在这样双重影响之下，一把燃烧在体内的熊熊大火，便会循着我们的经络四处肆虐。

首先影响的就是肠胃了。胃经循行于我们的颜面部、牙齿、胸腹和大小腿，胃火使肠道津液干枯会引起便秘，胃火上扰面部皮肤会生痤疮，上攻于口则致口疮。

此时，我最常使用的方剂就是玉女煎了。玉女煎包含熟地、石膏、麦门冬、牛膝、知母。此方就好比干旱中的一场及时雨：石膏、知母直折其火，如釜底抽薪，直接在火源处断其火势；麦冬、熟地则似引水灌溉，让大地恢复生机；其中最妙的，就是牛膝这味药。

牛膝功善引火下行，能够将上半身的热引到下面随二便而出。简单地说它像是一个引路人。此方无牛膝也有清热之效，但是加入牛膝后让全方有了一个方向性，效果是截然不同的，这也是中医的奇妙之处。

❖ 引热下行的穴位——内庭穴

有了以上的观念后，穴位的按摩，也能够在口疮的治疗上占得一席之地。当胃经的火热囤积在上半部的时候，我们就可以使用下半身的穴位来引热下行。胃经的内庭穴，就是一个很好用的穴位，除了其本身为五输穴中的荥穴，具备一定的清热功能之外，按摩此穴可将热势下导，加强服用药物的功效。

因此，不只是口疮，内庭穴对于咽喉部疼痛、牙痛，甚至三叉神经痛，都有一定程度的缓解作用。

当然，还是一句老话，只有养成良好的生活习惯，才能彻底摆脱口疮反复发作的困扰。

◆ 取穴 ◆

【内庭穴】

正坐，在足背二、三趾之间，脚趾缝尽处略后一些（大约半横指）的凹陷处取穴，按压有酸胀感。

内庭穴

❖ 去火气的莲子心茶

口疮可以通过饮用绿茶，或是用含漱盐水的方式来缓解，此外也可以喝绿豆汤，不过要注意糖不可以加过多，以免影响疗效。若是长口疮又伴随火气很大、口干舌燥、失眠，则建议服用莲子心茶。莲子心苦寒，清热泻火的作用较强，但味道较苦，口味不太受大众喜爱。

🍃 莲子心茶

【材料】莲子心 4.5g，生甘草 9g。

【做法】以 600 毫升的水煮沸后，再以小火煎煮 15~20 分钟，即可取药汁当茶饮。

精神与情绪疾病

一、失眠：神门穴

　　曾有位医学生来门诊就医，因为他考试的日期将近，每天念书压力大到无法睡觉，吃了安眠药物后，隔天又昏昏沉沉，根本无法念书，没办法只好来求助中医。

❖ 心火过旺导致失眠

　　对上述患者，我使用百会穴、四神聪穴搭配神门穴进行治疗，并配了一些养心安神的药物。结果复诊时，学生满意地告诉我，现在不仅能很好入睡，第二天起来精神也不错，想不到中医疗效如此神奇！

　　中医说"心主神明"，意思是人体所有的神志活动及情绪，皆归属于心，当心火过旺，或者体内的其他脏腑功能异常干扰了心神，皆会产生失眠的情形。

失眠大抵分为两种类型，一种是情绪起伏，紧张、焦虑过度，导致肝郁化火，上扰心神。所以，学会适度放松，静思冥想，重新调整自己，将负面情绪归零，对于此种类型的失眠非常有帮助。

另外一种失眠在更年期后非常常见，属于肾气亏虚。中医阴阳理论指出，失眠最主要的原因为阳不入阴。这其中又可以细分为好几种，简单来说，阳气过旺是一个问题，如上述来自心火或肝火对神志造成的干扰；另外阳气不足也是一个问题，亦即此段所提到的肾气亏虚。

随着年龄的增加，肾气逐渐衰退，就好像一头驴子，肠胃器官逐渐老化，吸收营养的能力减退，原本强壮的肌肉逐渐萎缩，骨骼也慢慢地疏松，能驮载的货物就减少了。肾气衰退对人体造成的影响，就是越来越负担不起大幅度的生理功能，无法恢复平静健康的状态，不能制衡过亢的阳气。

阳气不足的失眠也和营养不良有关。现代人太过讲究饮食，这个不吃那个不碰，或者因追求身材而过度节食，容易使身体处于营养不良、极度虚弱的状态，这时肾上腺就会亢奋起来，以为身体正面临极大的挑战或威胁，紧急设定自己进入战争状态，于是无法言状的焦虑与无法遏止的恐慌发作，在这种情形下，怎么可能睡得安稳？

❖ 安神效果好的神门穴

手少阴心经的神门穴是治疗失眠不可或缺的一大穴位。神门穴位于腕横纹上，靠近小指侧。简单的找法可以延伸无名指与小指指缝，直到腕横纹上。有的人腕横纹有数条，定位的方式，是可以摸到突起的腕骨下缘那条线才对。

按压神门穴，以不偏离心经为原则，朝腕骨骨缘的方向按，会有很强烈的酸胀感，属正常。于失眠时按压，或者提早到睡眠

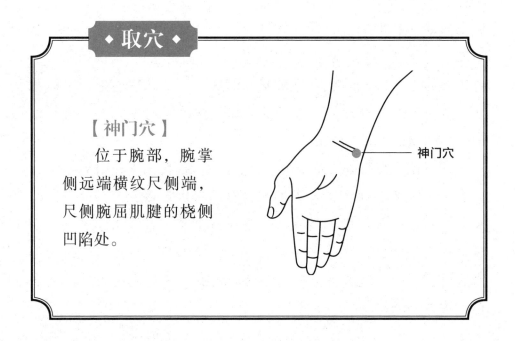

◆ 取穴 ◆

【神门穴】

位于腕部，腕掌侧远端横纹尺侧端，尺侧腕屈肌腱的桡侧凹陷处。

神门穴

前半小时按压，改善睡眠的效果非常好。神门位于心经的原穴，因心统领着人体的神志活动，除了失眠之外，有情绪或者精神问题，皆可以按压或针刺神门穴。

❖ 养血安神的柏子仁桂圆茶

失眠可以选用前面所述的柏子仁茶，若再加入桂圆 6g 和酸枣仁 6g，则能增加疗效。《金匮要略》记载："虚劳虚烦不得眠，酸枣仁汤主之。"桂圆味甘、性温，归心、脾经，也常用于养血安神，改善失眠。

🍃 柏子仁桂圆茶

【材料】柏子仁 15g，麦门冬 9g，桂圆 6g，酸枣仁 6g。

【做法】以 600 毫升的水煮沸后，再以小火煎煮 10~15 分钟，即可取药汁当茶饮。

二、镇静安神：印堂穴

相信大家对于印堂穴的第一印象，多半来自影视节目，剧中有一个古装扮相的高人，指着某人的脸说："你印堂发黑，必有厄运，恐怕命不久矣！"

❖ 印堂是望诊的好帮手

中医诊病讲求望、闻、问、切。在望诊中，眉间印堂的位置又称为"阙"，观察此处可知道肺的状况，若色青或暗，多半代表心肺亏损或气机不畅。看诊时常常遇到很多孩童，在鼻子和印堂穴处颜色较青，大部分是冷饮喝太多，或是本身是过敏体质，造成肺气虚衰，寒饮内停。

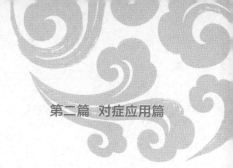

❖ 经外奇穴的发现

我们最常使用的穴位不外乎十二经络和任督二脉的穴位，依照现行教科书的内容，共有 361 个穴位。读者一定会产生一个疑问，难道人身上就只有这些穴位吗？当然不是，针灸的发展也是与时俱进的。随着各医家临床上的使用，总会有一些古人未曾发现，但是疗效又十分显著的穴位，一一被挖掘出来。它们不属于这 361 个穴，因此中医界便将这些穴位称为"经外奇穴"，而我们所熟知的印堂穴*，也归属其中。

印堂穴又名曲眉穴，多应用在安神定惊方面，其实从穴位的位置来解释十分容易理解：此穴位在眉间，属于督脉行经位置，而督脉又通过我们的脑部，所以它有安神的效果。如果小孩半夜哭闹或是受到惊吓，也可以轻轻揉按此穴。由于它和督脉的关系密切，因此对督脉所经过区域的不适，都有治疗的效果，如临床上常应用于治疗头痛、鼻过敏、鼻窦炎，甚至急性腰扭伤。

---

* 编者注：2006 年 12 月新修订并实施的国家标准《腧穴名称与定位》（GB/T 12346-2006）将印堂确定为经穴，归入督脉。经穴总数达 362 个。

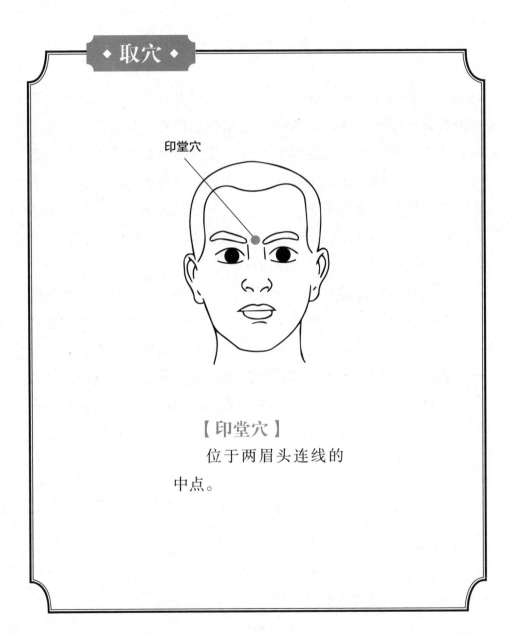

◆ 取穴 ◆

印堂穴

【印堂穴】

位于两眉头连线的

中点。

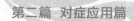

❖ 安神首选甘麦大枣汤

甘麦大枣汤是《金匮要略》的名方，为中医治疗情志疾病的方剂，原书的内容写道："妇人脏躁，喜悲伤欲哭，象如神灵所作，数欠伸，甘麦大枣汤主之。"这是一张验、便、廉的好方子，不只便宜、效果奇佳，更是应用范围广，男女老少用之对证都有效。心慌害怕或是惊吓过度、精神异常亢奋者，甚至是躁郁症的患者都能使用。

甘麦大枣汤

【材料】甘草 3g，小麦 9g，大枣（红枣）3 枚（去核并切成两半）。

【做法】以 300 毫升的水煮沸后，再以小火煎煮 10~15 分钟，即可取药汁当茶饮。

197

三、抑郁症：太冲穴

"医生，自从亲人过世之后，我每天都睡不着觉，白天醒着也对任何事情不感兴趣，有时候整天躺着不想动，甚至还会有一个声音告诉我去做某些事情，我到底该怎么办？"来就诊的女患者一边擦着眼泪一边向我哭诉，其实她的症状是典型的抑郁症表现。

❖ 越来越常见的疾病——抑郁症

就我临床所见，抑郁症常常发生在两种类型的人身上，第一种是自我要求很高的人，常常将压力加在自己的身上，又很少将压力释放出来；第二种就是重症患者，他们在生重病之前，可能是一个生龙活虎甚至事业有成的人，生病之后生活无法自理，需要家人照顾，久而久之产生抑郁症。

❖ 中医的终极目标：整体医学

西医在治疗抑郁症方面除了药物之外，还寻求心理咨询师的协助，给予各种心灵层面的关怀，其实我十分认同后者。我曾在一场中医针灸的学术会议上听过一位医师的观点，他认为治疗精神疾患不应单单借助中药或是针灸，还应从各个方面切入，选择多种有效的方法来治疗，包括太极拳、静坐或是音乐疗法、芳香疗法等。

我们必须关注患者各个层面，包括饮食、家庭、社会背景、生活习惯、人际关系等，只有经过全方位的分析和照顾，才能彻底处理好精神疾患。对于一个医师来说，照护患者的身体是我们的职责，行有余力，就要再往心灵层面治疗，这才是真正的整体医学。

❖ 治疗强调肝气是否调畅

平时可以按摩什么穴位来改善呢？中医认为抑郁症和肝气郁结有关。肝气正常发挥，能让一身的气机条达顺畅；若是因为各种情绪或是压力造成气机阻滞，就称为"肝郁气滞"。

轻微的肝郁气滞，是可以通过运动或是适当的休息来缓解的，但长期的抑郁症患者，可能就需要借助穴位按摩，肝经的太冲穴便是疏肝理气效果不错的穴位。当然，临床也可以配合心经的神门穴，来加强按摩的疗效，此外，薄荷或是菊花茶，也有让人体肝气调达的效果。

◆ 取穴 ◆

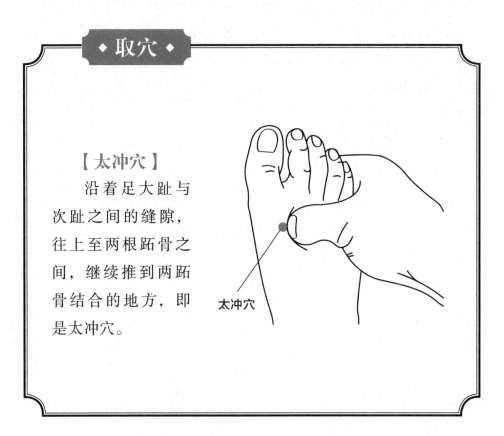

【太冲穴】

　　沿着足大趾与次趾之间的缝隙，往上至两根跖骨之间，继续推到两跖骨结合的地方，即是太冲穴。

太冲穴

❖ 玫瑰疏肝茶调畅肝气

针对抑郁症，前面在胁肋痛章节提到的玫瑰疏肝茶，也非常适合。玫瑰花味甘、微苦，性温，最显著的功效就是理气解郁、活血散瘀和调经止痛。其亦为很好的药食同源食物，女性平常可以用来泡水喝，尤其是月经期间情绪不佳或有痛经症状时，服用能有一定程度的缓解作用。

🍃 玫瑰疏肝茶

【材料】玫瑰花 6g，佛手柑 6g，薄荷 3g。

【做法】以 500~600 毫升热水冲泡饮用，可反复冲饮
至味淡。

201

四、躁郁症：灵道穴

很多患者向我抱怨候诊时间太长，因为叫号先后顺序而吵架的事情，也是屡见不鲜。

不过有一次，某个男性患者在诊室外面大吼大叫、异常兴奋，家属拼命安抚、制止，还是无法使他安静，外头等待的病人竟然全部安静下来，纷纷表示可让他先行就诊。

面对这样的患者，我一般并不会直接针灸，而是先嘘寒问暖一番，然后在摸手把脉的同时，按摩他心经的灵道穴。

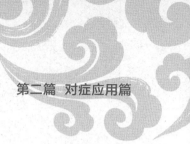

❖ 躁郁症常在年轻时发病

躁郁症是一种情绪失调的精神疾病，由"躁症期"和"郁症期"组成，常常会和抑郁症搞混。其特征是患者常常会出现抑郁和焦躁两种极端的情绪，因此一般在医学上又称作"双相情感障碍"。

躁郁症并非高龄者的问题，许多患者在 15~25 岁之间首次发病，病情多半呈现周期性的时好时坏。躁症的症状表现为异常充满活力，情绪激愤，话多，甚至不眠不休，可能有脱离现实的想法，出现妄想和幻觉的状况；郁症发作时则容易心情沮丧、抑郁，对任何事都漠不关心，异常悲观，甚至有自杀念头。

躁郁症的成因，以目前的医学所知，与基因遗传及脑部部分功能失调有关，会因为某些压力，例如亲人过世或是感情不如意、失业等而诱发。目前常用锂盐来抑制神经传导功能，安定情绪。此外，临床上还会使用抗抑郁剂及抗精神病药物来协助治疗，有些患者也会寻求心理治疗。

❖ 中医如何看待躁郁症

古代虽无躁郁症一词，但文献中所谓癫狂病与其极为相似。其中癫证以沉默痴呆、静而多喜为特征；狂证以妄行骂詈（lì，责骂之意）、躁动多怒为常见。对癫狂病（躁郁症）的患者，平时可以按摩心经的灵道穴，前述医案中的患者也是经由按摩之后，情绪稍微有所缓和，才进一步接受针灸和药物治疗。

灵道穴从字面上理解，就是心灵出入的道路。中医学理论中的"心"，与我们的意识和精神状态有关。很多精神方面的问题，中医都是使用心经的穴位来处理。除了灵道穴，另一个具有安神效果的神门穴，也是治疗精神方面疾患的常用穴，可以配合应用。

躁郁症的患者不管接受中医还是西医的治疗，最重要的还是需要家人和朋友的关心与支持，这样才能让他们彻底抛开心灵的阴霾，面向光明的未来。

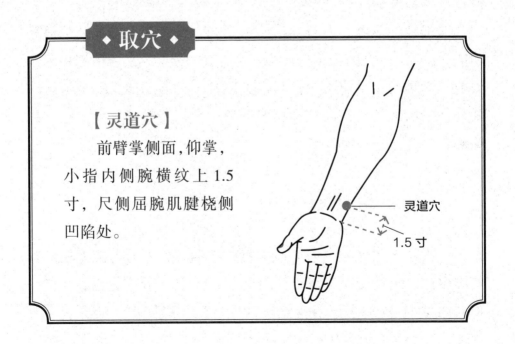

◆ 取穴 ◆

【灵道穴】

前臂掌侧面，仰掌，小指内侧腕横纹上 1.5 寸，尺侧屈腕肌腱桡侧凹陷处。

灵道穴

1.5 寸

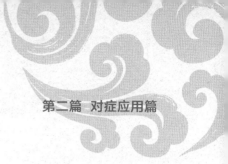

❖ 甘麦大枣汤也可辅助治疗

躁郁症患者平日可饮用前文所提及的，有安神效果的甘麦大枣汤来缓解症状。甘麦大枣汤不但具有清理肠道的功效，而且能养心安神，有效改善睡眠不安的状况，可辅助治疗很多种疾病。

甘麦大枣汤

【材料】甘草 3g，小麦 9g，大枣 3 枚（去核并切成两半）。

【做法】以 600 毫升的水煮沸后，再以小火煎煮 10~15 分钟，即可取药汁当茶饮。

💧 其他疾病

一、诸阳之会：百会穴

学生常会问我："老师，穴位这么多，除了十四条经脉的穴位之外，还有后世发现的各种经外奇穴，要全部记住位置在哪里，又要记得功效是什么，实在很困难啊！如果让老师选的话，哪一个穴位是最重要的穴位呢？"

❖ 人体第一大穴——百会穴

要我说，人体第一大穴，绝对是督脉的百会穴！

提到百会穴，一定要先讲一个中医界赫赫有名的医师——扁鹊的故事。扁鹊生于战国时期，原姓秦，名越人，相传黄帝时有

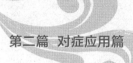

一个神医名为"扁鹊"，秦越人因医术高超，活人无数，遂被百姓奉为"扁鹊"。而这位名气响亮的医师，最让后世津津乐道的医案，就是"虢太子起死回生"了。

根据《史记》记载，扁鹊有一次经过虢国，听到大街小巷都在传"太子死了！"。扁鹊想了解实情，便边走边打听。走到王宫门前遇到一个大臣，便探问太子是怎么死的。大臣说："太子的病是血气运行错乱，正气不能胜邪，邪气累积于体内无法疏泄，造成阳脉缓慢而阴脉急促，昏倒致死。"

扁鹊根据多年行医经验，断定太子并未真正死亡，于是对大臣说道："你可以进去看看太子，他应该耳朵还有听觉，鼻翼仍在微微张动，且顺着他的两条腿往上摸还会感到余温。"大臣发现果真如此，立刻禀报国君，并请扁鹊进宫医治。

扁鹊诊视完，认为太子的病叫"尸厥"，目前太子只是处于昏迷状态。接着，他请自己的弟子磨好针具，在太子的"三阳五会"之处扎针，病人马上醒了过来。之后，他又开立处方。经过20多天的药物治疗后，太子完全恢复了健康。

这个案例提到的"三阳五会"之处，到底是什么穴位呢？大多数的医家认为，这就是诸阳经所交会的百会穴。百会为督脉的穴位，能贯通诸阳各经，有提升阳气的作用。两耳尖和头正中线的相交处，按压有凹陷的地方，即为百会穴所在。

❖ 百会穴功能多样

既然有提升阳气的作用，故百会穴常常应用在气虚的患者身上，尤其是疲倦、鼻子常常流清涕、整天嗜睡、器官脱垂者。此外，也能辅助治疗所有脑部的疾患，例如中风、小儿脑性瘫痪、头痛、头晕、痴呆、精神疾病等等，是非常好用而且重要的一个大穴。

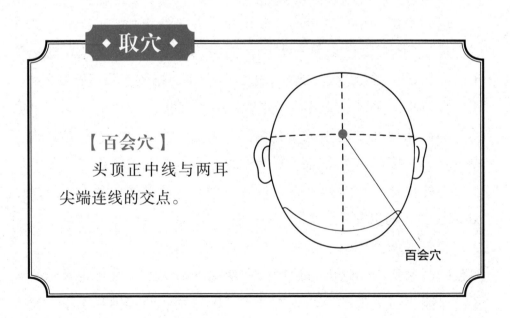

◆ 取穴 ◆

【百会穴】
头顶正中线与两耳尖端连线的交点。

百会穴

二、利湿要穴：阴陵泉穴

宋元时期，有一位何姓将军，长年在外征战。

某年春天，何将军在行军途中突然脚气病发作，感到腿部酸麻，腿软无力，又有发热、呕吐、纳差等症状。起初不以为意，后来竟演变成全身浮肿，精神恍惚，胡言乱语。

何将军的手下急了，遍寻医师诊治，却始终不见起色，最后终于找到了一名医术高明的大夫。大夫先是在将军的阴陵泉穴和身体其他较肿处针刺放血，排出了不少黑色的血液，过了一会儿，将军的水肿慢慢消退。紧接着，大夫又艾灸阴陵泉穴，并开立汤药，不久将军便痊愈了。

❖ 千寒易除，一湿难去

中医认为体内水分的吸收分布，主要靠的是脾，这个"脾"并非指现代医学的脾脏，而是指消化系统吸收营养和水分代谢的功能。中医讲"脾主运化"，如果把人体比喻成一个大工厂，那脾的作用便是将其中的原料做成可供吸收的营养，散布到四肢百骸，维持正常的机能运作。

然而，这样一个大工厂也会有做不完工作的时候，当送进来的原料太多或是质量太差，工厂处理不及时或无法有效处理，就容易出现问题。如果我们平时生活常常饱食，或是吃太多的冰淇淋、生菜、生冷瓜果，甚至天天一杯冰奶茶，就会伤害脾的运化功能。当脾运化水湿的功能发生异常，体内多余的水分便无法排出，就会形成中医所谓的湿邪。

湿邪是较不易处理的。湿邪为患常见的症状包括下肢肿、头重、四肢酸沉无力、大便溏泄不爽等等。在中医学中，有句话叫"千寒易除，一湿难去"。湿邪本有重浊、黏滞等特性，为患则病势缠绵，不易速去，一般病程较长。湿邪难去还有一个很大的原因，就是患者的生活习惯难以改变。中医师把除湿的法子都用上了，但病患出了诊所，马上到隔壁的饮料店来杯加量加糖又加冰的冷饮，这样子湿邪怎么能根治呢？

❖ 利湿的强效穴——阴陵泉

　　针对上述的问题，阴陵泉穴便是一个很好用的利湿保健穴位了。阴陵泉穴属于脾经，《灵枢·本输》云："入于阴之陵泉，阴之陵泉，辅骨之下，陷者之中也，伸而得之，为合，足太阴也。"阴陵泉穴是足太阴脾经的合穴，有健脾化湿、通利三焦、调理膀胱的作用。临床治疗湿邪不光要按摩阴陵泉穴，更重要的是要患者改变饮食习惯，配合有规律的运动，这样才能够彻底摆脱恼人的湿邪。

◆ 取穴 ◆

【阴陵泉穴】

　　正坐屈膝或仰卧位，用拇指沿小腿胫骨内缘由下往上推，当拇指到达膝关节附近时，在小腿胫骨向上弯曲处可触及一凹陷，便是阴陵泉穴。

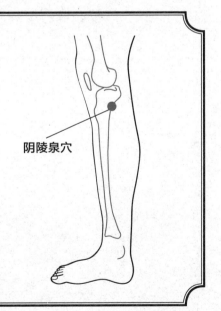

阴陵泉穴

❖ 祛身体的湿要靠薏米利湿茶

针对利湿茶饮的选用，可参照前文的薏米利湿茶来处理。因为薏米、车前子均是利湿效果显著的中药，薏米还能健脾养颜，平常可以适当饮用。

薏米利湿茶

【材料】薏米 30g，芡实 15g，车前子 9g。

【做法】以 600 毫升水煎煮，水滚后转小火煮 20 分钟，取药汁当茶饮。

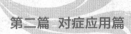

三、痔疮：承山穴

俗话说"十人九痔"，痔疮是很多人内心说不出的痛。因为痔疮发生的部位在较为隐秘的直肠和肛门处，许多人尽管有困扰，也不好意思求医，直到疼痛难耐时才看医生，故就医时通常病情已经较为严重。

❖ 痔疮发生的原因

痔疮最常见的症状就是血便，当然临床上出现血便，一定要到医院做进一步的检查，以排除大肠癌或是其他发炎性的大肠炎、憩室病等疾病。

痔疮发生的原因和肛门静脉及结缔组织突起有关。患者多半长期便秘、工作生活中长时间保持站姿或蹲姿，导致肛门压力提高，使肛门括约肌的静脉血管回流受阻并异常扩张，进而产生痔疮。严重的痔疮需要手术治疗，而一般的痔疮可以借助中医疗法来改善。

《黄帝内经》记载："因而饱食，筋脉横解，肠澼为痔。"这里明确指出痔疮的形成与饮食不节导致肠胃损伤有关，而后世医家根据自己的临床体会和前人经验，进一步指出其发病与久忍大便、久痢久泻、酗酒、嗜食辛辣、年老体衰、妇人妊娠、久坐久行等有关。

临床最常见的痔疮证型为湿热下注，因此中医常会使用一剂名方——"乙字汤"。方中的大黄，具有活血化瘀和清热泻下的功能，可使大肠快速恢复干净清洁的状态。此外，还有升麻和柴胡，当人体有任何脏器发生脱垂现象时，就是该它们上场的时候了。黄芩则有清湿热之效。整体来说，此方有不错的清湿热及凉血解毒功能。但要提醒的是，患者必须清淡饮食，慎食烤、炸、辣等刺激性食物，保持良好的排便习惯。

❖ 必刺承山效若神

中医强调防患未然，平时的穴位按摩保健是非常重要的。针对痔疮，足太阳膀胱经的承山穴，便是自古以来备受各医家推崇的穴位。《玉龙歌》中提到："九般痔漏最伤人，必刺承山效若神。"可见此穴治疗痔疮的效果显著。

足太阳膀胱经的循行经过臀部，"其支者，从腰中下挟脊贯臀"。因此选用此穴治疗痔疮，亦是遵循"经之所过，病之所治"

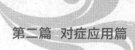

的治疗法则。

承山穴已于前面的章节叙述过。其实不论是小腿抽筋或是痔疮，从中医来看都和湿邪阻络有关，此穴利湿活络的效果显著。在痔疮的防治方面，还可以搭配前面提到的足三里穴来使用。足三里穴属于胃经，有较强的促进肠胃蠕动的功能，一方面加强化湿的功效，另一方面避免便秘的发生，此二穴搭配，更能达到缓解痔疮症状之效。

◆ 取穴 ◆

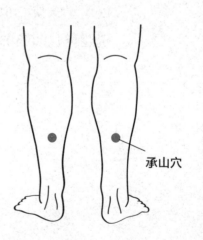

【承山穴】

脚跟往上提，小腿肚正中会出现"人"字形纹，其顶端之下的凹陷处即为此穴。

承山穴

❖ 决明子茶润肠效果好

上面已经提到，保持良好的排便习惯，对痔疮患者非常重要，因此可以选用前面所提及的决明子茶来服用。决明子茶润肠效果好，又有清热的功效，非常适合痔疮患者日常保健饮用。

🌿 决明子茶

【材料】炒决明子 9g。

【做法】以 600 毫升热水冲泡饮用，喝完可反复冲泡饮用至味淡。也可加入些许蜂蜜调味，因蜂蜜能增强润肠的效果。

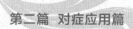

四、除"痰"要穴：丰隆穴

常有年长患者来门诊就诊，诉说常常咳痰，搭乘地铁或是公交车时，常让旁人以为他感冒了，这成为他们不大不小的困扰。

❖ 中医讲的"痰"是什么

不知道各位读者对于"痰"这个字的理解为何？多数人的第一印象，应该就是我们感冒时咳出一坨或黄或白的黏液。痰源自肺及支气管等呼吸道黏膜产生的分泌物，当空气中的尘埃、细菌从鼻咽进入气管时，呼吸道黏膜的分泌物就会把它们牢牢抓住，并通过正常的咳嗽反射由气管经口腔排出体外。

但是中医所说的痰，就不仅仅是这样的概念了。中医常说"百病多由痰作祟，怪病从痰治"，从此句话可探出端倪，中西医所谓的痰，其意义大不相同。

正常在人体内流动的水，中医称之为"津液"，负责营养我们的周边组织，而处理津液的脏腑有三个，分别是脾、肺和肾。脾负担起吸收和制造的责任；肺则扛下输布的工作；肾则负责排出的任务。任何一个环节要是出了问题，都有可能造成津液滞留。若这些津液越变越黏稠，好比老旧水管内的污垢一样，就成为中医所谓的"痰"。

痰和湿不同，痰有黏滞难以祛除的特性，比湿还要麻烦。若它积在血管，人体就可能出现高血脂的问题；若是积在耳窍，则可能产生眩晕、耳鸣的症状；若是积在肝脏，则容易导致脂肪肝；若是积在四肢末梢，则可能产生类似脂肪瘤的突起组织；若积在肚子，就可能形成一层层的脂肪。"痰"所影响的范围非常广泛，百病多由痰作祟，是有临床依据的。

❖ 除痰的好帮手——丰隆穴

针对"痰"，我最常使用的穴位，是胃经的丰隆穴。为什么祛痰要从胃经着手呢？明朝有一位医家叫李中梓，他曾提出一个重要的观点，认为"脾为生痰之源，肺为贮痰之器，治痰不理脾胃非其治也"，即治痰要从作为源头的脾胃开始。因此，属于胃经的丰隆穴，便是祛痰的利器。

丰隆穴有丰满隆起之意，是指此穴位在小腿肌肉丰满的地方。取穴时要先找到外膝眼（犊鼻，即膝盖外侧的凹窝），它和足外踝尖连线的中点，肌肉隆起处，即为丰隆穴。

　　临床常将丰隆穴应用于高脂血症，或肺部支气管疾患以痰多为主诉者。肚子脂肪累积过多的患者，也适用此穴。读者可能会问，此穴和前面所述之化湿的阴陵泉穴是否能合用？当然可以。丰隆利痰浊，阴陵泉化湿浊，二穴同用则有痰湿俱解之效，可说是清除体内堆积废物的最佳组合。

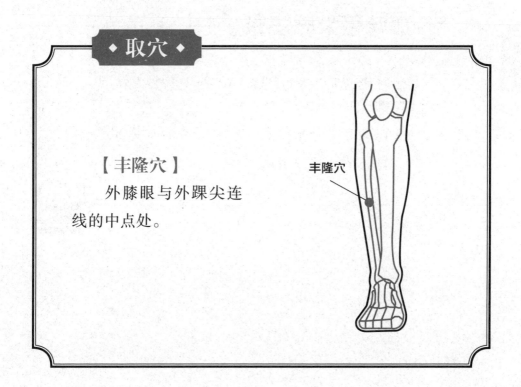

◆ 取穴 ◆

【丰隆穴】

　　外膝眼与外踝尖连线的中点处。

丰隆穴

❖ 祛痰，加味薏米茶亦能派上用场

要祛除体内的痰，可以使用前面提到的薏米利湿茶，但处方要稍做调整，去掉芡实，增加陈皮6g、白术9g、山楂6g。白术和陈皮都是改善肠胃功能的药物，山楂则有清除体内痰浊的效果。当然，最重要的还是要改变生活饮食习惯，多多运动，少吃甜食和油炸食品，这才是除痰的最快途径。

🍃 加味薏米陈皮茶

【材料】薏米30g，陈皮6g，白术9g，山楂6g，车前子9g。

【做法】以800毫升水煎煮，水滚后转小火煮20分钟，取药汁当茶饮。

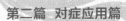

五、头晕：翳风穴

头晕是临床常见的症状，常听到患者这样的叙述："眩晕发作的时候，感觉整个世界天旋地转，尤其是在躺下和起床时特别明显，转头、点头等头部动作较大时也容易头晕。"

❖ 头晕要分清中枢性眩晕和周围性眩晕

头晕首先要排除中枢性眩晕。头晕若呈渐进性、持续性的发作，且时间长达数月甚至几年，一般不受头部姿势改变的影响，多属于中枢性眩晕，由于可能为脑部疾病所引起，建议到大医院进一步检查。若是周围性眩晕，多半属于突发性和间歇性，发作时间较短，头部姿势改变会使症状加重，临床较常见的为梅尼埃病。

梅尼埃病和耳内的半规管有关。半规管共有三个，彼此互相垂直，可对三度空间的旋转刺激产生效应。半规管内有内淋巴液，即使是头部最微小的动作，也会使淋巴液流动，触动半规管的内壁，告诉大脑身体的活动需要平衡。当半规管受到不正常的刺激，或是内淋巴液产生异常，就容易出现头晕的症状。

❖ 眩晕和水饮有关

从中医的角度来看，眩晕和"水饮"是密切相关的。汉代张仲景的著作《伤寒论》和《金匮要略》里，都有水饮导致眩晕的论述。《伤寒论》："伤寒，若吐若下后，心下逆满，气上冲胸，起则头眩……苓桂术甘汤主之。"《金匮要略》："心下有支饮，其人苦冒眩，泽泻汤主之。"苓桂术甘汤和泽泻汤这两个方剂都是中医赫赫有名的治水饮方。通过这些利水化湿的方剂治疗后，内耳淋巴液可以重新得到调整，眩晕自然能获得缓解。

❖ 乘车或坐船前先按翳风穴

什么样的穴位可以解决内耳淋巴液的问题呢？从理论上来说，能够处理水饮的穴位，或是经络通过耳部的穴位，都能在一定程度上提供帮助，如三焦经的外关穴、脾经的阴陵泉穴、督脉的百会穴等等。根据我的临床经验，众多的穴位当中，翳风穴对于眩晕的治疗是十分有效的。

翳风穴属于手少阳三焦经，位于耳垂后耳根部，此穴位离耳朵较近，可直接针对半规管产生作用。常常容易晕车船的人，在乘车或坐船前按压此穴和前面提到的内关穴，能达到不错的防晕效果。

翳风穴不只能处理眩晕，临床上针对周围性面神经麻痹，也有颇佳的疗效。牙痛或耳鸣时，也可以搭配此穴来治疗。

◆ 取穴 ◆

【翳风穴】

耳垂后方，有一处突起的骨头（乳突），此骨和下颌骨凸起处（下颌角）之间的凹陷处，就是翳风穴。

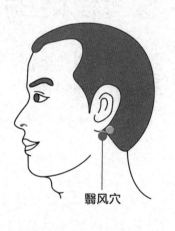

翳风穴

❖ 治水饮，善用苓桂术甘汤

《伤寒论》的苓桂术甘汤，是一个治疗头晕的千古名方，全方才 4 味药，从水饮入手，来改善整个体内的循环。我曾用苓桂术甘汤加减解决过许多人的眩晕问题，他们多半是因为西医找不到任何发病原因来求诊的，破解关键词便是"水饮"。这类病人一般舌头胖大多津液，甚至有一层较厚的白苔，排便较软，肠胃功能不佳，抓准这些线索，问题往往迎刃而解。

🌿 苓桂术甘汤

【材料】茯苓 12g，桂枝 9g，白术 9g，甘草 6g。
【做法】以 600 毫升的水煮沸后，再以小火煎煮
15~20 分钟，即可取药汁当茶饮。

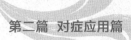

六、预防老年认知障碍：四神聪穴

"医生啊，我爸爸最近记忆力越来越差，刚刚发生的事情马上就忘了，有时候吃过午餐了，竟然还在问什么时候吃午餐？甚至连我们是谁，都要看很久才认得出来，这是不是老年认知障碍的表现啊？应该怎么治疗呢？"

❖ "明日的记忆"，原来是老年认知障碍作祟

"即使有一天你的记忆消失，忘了我，我还是会这样牵着你的手慢慢走。"这是著名电影《明日的记忆》里经典的台词。男主角在桥旁遇到一位女子，他主动打招呼并报上自己的名字，并询问女子的姓名，原来，他患了老年认知障碍，竟连自己曾经深爱的妻子都认不出来了。看到这段，总是令人感到鼻酸，产生同

情。那么老年认知障碍究竟是什么样的疾病呢？

❖ 什么是老年认知障碍

老年认知障碍不单单表现为记忆力的衰退，它是一群症状的组合，包含认知功能、判断力、思考能力、注意力各方面的退化，有时候甚至会出现妄想和幻觉等症状。严重时，生活自理能力会快速下降，甚至需要完全依赖他人的照顾。老年认知障碍以阿尔茨海默病最为常见。

❖ 预防老年认知障碍的重要穴位——四神聪

中医认为，脑的生成与肾密切相关。肾藏精，精能生髓，包括脊髓和骨髓。脊髓上通于脑，以充脑髓。《灵枢·海论》曰："脑为髓之海。"历代医家在实践中进行了诸多"肾脑相关"的探索，尤其张景岳做了较为系统的阐释，指出"精藏于肾，肾通于脑""精成而后脑髓生"。因此预防老年认知障碍要从肾着手，许多名方像是地黄丸系列，或是左归丸、右归丸、孔圣枕中丹，都和中医的"肾"有关系，是临床上常用来益肾的方剂。但我在临床治疗中，还会配合针刺头顶的四神聪穴，来加强脑部的气血循环，让疗效更加显著。

四神聪为经外奇穴，从穴名来看，就提示有治疗神志失调、耳目不聪之功效。该穴对于中风后遗症、老年认知障碍或其他脑神经系统方面的疾病都适用，也能搭配前面提到的百会穴来加强疗效。它还有治疗失眠的功能，不过多半是当日针后会让人睡得比较好，隔天后效果就渐渐消失，所以要做好平日的按摩保健，

◆ 取穴 ◆

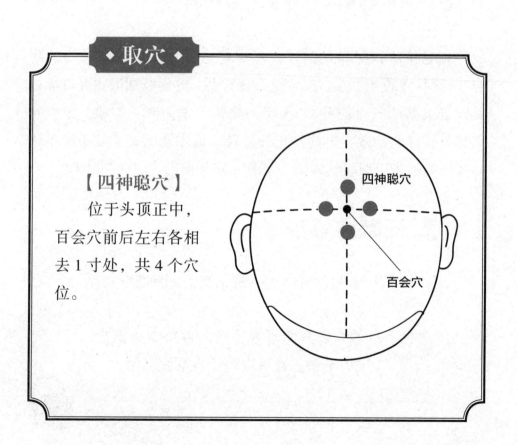

【四神聪穴】

位于头顶正中，百会穴前后左右各相去1寸处，共4个穴位。

四神聪穴

百会穴

疗效才能持续。

当然，老年认知障碍的患者大多有情绪低落的情形，照护者应给予他们鼓励和陪伴，配合康复治疗，延缓功能衰退，改善生活质量。

❖ 改善脑部循环，可用天麻钩藤茶

对老年认知障碍的治疗，还需要患者和照护者长时间的配合，因此日常的养生茶饮保健也十分重要。养生茶饮的主要目标，是改善大脑的气血循环，"天麻钩藤茶"中天麻、钩藤、银杏叶都具备这样的功效，再配枸杞补肝肾，远志通脑窍，对于老年认知障碍的预防或减缓其病情，是有一定帮助的。

🍃 天麻钩藤茶

【材料】天麻 9g，钩藤 6g，枸杞 9g，银杏叶 3g，
　　　　远志 3g。

【做法】以 600 毫升的水煮沸后，再以小火煎煮
　　　　15~20 分钟，即可取药汁当茶饮服用。

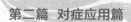

七、胸闷：膻中穴

很多人胸闷时，第一时间可能想到："我的心脏是不是有什么问题？"

常在门诊中遇到病人因为胸闷来求诊，患者有老有少，有男有女。

我通常会请他们轻轻地揉按膻中穴，或是直接在他们的膻中穴上扎一针，休息一阵子，胸闷多半会逐渐缓解。

其实，大多数胸闷和心脏病并无直接的关系。

❖ 胸闷，该不会是心脏病吧

许多疾病都有可能造成胸闷，医师在诊治时，最先要排除的是心绞痛或其他心脏疾病，这类疾病患者多半会有被大石头压住胸口的感觉，同时合并下巴或左手臂的酸麻感。当然，要进一步

229

确诊，必须做心电图等检查。许多患者胸闷，其实是胃食管反流、哮喘、不良情绪或不明原因等造成的。

❖ 中医速解胸闷

中医在临床治疗时，非常重视患者气血的流动和供应的状况，例如，手脚麻或是冬天手脚冰冷，原因多半是气血不足以温养四肢。这时，需要用一些能够补养气血又能通经络的药物，才能让气血迅速到达肢体末端。

同样的道理，胸部气血不通就会造成胸闷。《伤寒论》在胸痹篇便提到使用枳实薤白桂枝汤来通畅胸部的阳气，方中的药物，大多具有很强的行气功能，胸中气结一开，气血通畅，就好比原来堵车的高速公路迅速通畅一样，胸闷症状自然得以缓解。不过，有时我还嫌吃药起效的速度不够快，往往一针下去，胸闷就改善了。

❖ 调理气机不利的膻中穴

中医著名的"八会穴"，就谈到气会膻中，因此只要是气机不利的问题，膻中穴都是可以选用的穴位。此穴又被称为宗气之海，一般俗称"上气海"。但医师在帮病人施治时，常常会对于针刺此穴感到恐惧，认为这里接近心、肺而不敢下针。

其实膻中穴是十分安全的，它位于胸骨体之上，就和针刺头部是很安全的道理一样，都有骨头在保护下面的器官组织。我们一般采用沿着皮肤水平刺入的手法，若是女性患者不方便的话，也可以嘱其自己按摩。

膻中穴是心包经的募穴，前面提过，募穴就是一条直接通往脏腑的快速通道，直接对募穴做治疗，就如同采用最快捷的方式调节脏腑功能，所以心悸、胸痛也都能够选用此穴治疗。

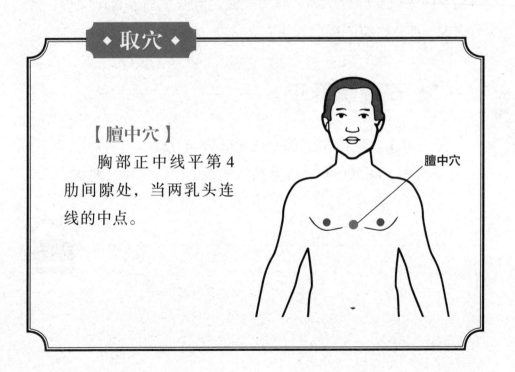

◆ 取穴 ◆

【膻中穴】
　　胸部正中线平第 4 肋间隙处，当两乳头连线的中点。

膻中穴

有些患者，会非常认真地完成医师交代的回家作业，就曾有病人听到要经常按摩此穴，便日也按夜也按，复诊的时候，胸口又痛又有瘀青。请注意，在按摩此穴时，轻按即可，以稍有酸感为度，切不可用力按压，以免适得其反！

❖ 玫瑰疏肝茶可缓解胸闷症状

胸闷适合饮用玫瑰疏肝茶，因茶方中佛手柑主治肝气郁结之胁痛、胸闷以及肝胃不和、脾胃气滞之脘腹胀痛、胃胀痛等，薄荷的香气亦有舒缓胸闷的作用。

🌱 玫瑰疏肝茶

【材料】玫瑰花 6g，佛手柑 6g，薄荷 3g。
【做法】以 500~600 毫升热水冲泡饮用，可反复冲饮
　　　　至味淡。

八、颞侧偏头痛：外关穴

曾有一名女患者，主诉偏头痛数年，每次发作都疼痛难耐，就算是吃了止痛药，也必须整天躺在床上休息。

她做过各种检查也找不出什么原因，来就诊时一手撑着头，痛苦万分地叙述她多年惨痛的病史。

❖ 依照病位选经络

面对这样的病人，我处理的方式是，先确认患者头痛的部位，她的头痛多在颞侧耳朵附近，且诱发的因素似与压力、生气有关；再看患者脉象，表现为弦而有力。此外，她平日容易口干口苦。这样的信息搜集，对于一个中医师已足够了。

此时我心中已了然明确，取出针，就好比宝剑出鞘一样，往患者的外关穴刺入。患者一阵酸胀感之后，"咦，怎么头好像不太痛了？"上面这则医案的疗效看似不可思议，其实是应用了非常浅显易懂的中医理论而已。从针灸经络学的理论来分析头痛这件事情，最重要的，是确认头痛的部位有哪条经络通过。简单来说，头痛可分为前头痛、后头痛、颞侧头痛以及颠顶痛，不同部位的疼痛，可选用不同的经络来治疗。

我们就用大家耳熟能详的《三国志》游戏来比喻好了。假设你是君主刘备，目前有张飞、诸葛亮两位能臣可供差遣，要处理上阵厮杀、内政事务和人才选用，你会如何抉择？想必玩过游戏的都知道，张飞武力最强适合上阵厮杀，智力最高的诸葛亮是内政奇才，而魅力最大的刘备当然适合去选用人才。

如果变成诸葛亮去上阵厮杀，张飞去选用人才，刘备去处理内政，效果显然会大打折扣。要记住一件事：有效和高效是完全不同的！同样的道理，选对经络进行治疗，才能达到事半功倍的效果，否则一个患者就算针了上百支针也是枉然。

❖中医分析病情，信息搜集很重要

从中医理论来分析，前头部是由阳明经所管，颞侧头部是由少阳经所管，后头部则是归太阳经所管，而头顶部位乃由肝经和督脉所管，因此上述案例中，颞侧部位的头痛可以从少阳经来选穴治疗，当然这只是提供了一个方向而已。

要确认病位在少阳经，还要搜集确诊的信息：患者症状发作和压力、情绪有关，和中医肝胆的气机疏泄功能失调相关；脉象弦也透露和肝胆方面的疾病有关联；口干口苦则提示少阳气机不利、胆火偏旺。这么多的证据都显示了病在少阳经，当然选择手少阳三焦经或是足少阳胆经的穴位来治疗。

❖ 外关穴搭配中药，效果更好

外关穴治疗少阳经气机不利所致的颞侧头痛，疗效是非常迅速的，不过持久力通常不足，需要中药的配合，治疗效果才会更好。

中医有"引经药"的概念，简单来说引经药就好比引路人一样，将大军带至战场。我们可以选用柴胡、川芎或是薄荷等来引导一众药物到少阳经；组方则可选用柴胡系列的加味逍遥散、小柴胡汤、柴胡清肝汤等。

此外，平时若是生了一肚子的闷气，不知道怎么发泄，也请赶快按压外关穴，那是颇有效果的"快乐穴"哦！

◆ 取穴 ◆

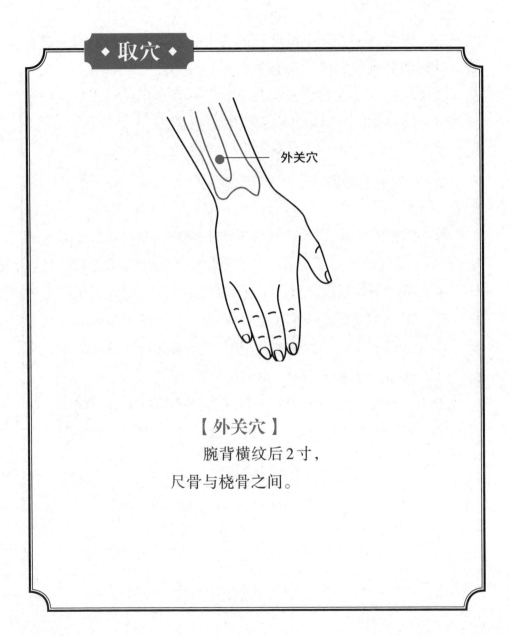

外关穴

【外关穴】

腕背横纹后2寸，
尺骨与桡骨之间。

❖ 止偏头痛的柴胡止痛茶

既然病在少阳经，那茶饮的选用当然也要考虑经络。柴胡止痛茶中入少阳经的柴胡、川芎，都是行血行气的常用药物，再加上黄芩清热泻火，绿茶、薄荷清利头目，一个简单的茶饮，却包含着多种元素，十分适合长期偏头痛的患者饮用。

柴胡止痛茶

【材料】柴胡6g，川芎6g，绿茶6g，黄芩6g，薄
　　　　荷3g。
【做法】以600毫升的水煮沸后，再以小火煎煮
　　　　15~20分钟，即可取药汁当茶饮。

九、皮肤保养：曲池穴

随着科技的进步，中医使用的工具器材也有着日新月异的变化，比如埋线、小针刀、美颜针，都是我在求学阶段未曾耳闻的东西，而如今有了这些重要的帮手，中医也逐渐跨出单纯的"看病和养生"的范畴，渐渐地进入美容市场当中。

❖ 美容首选曲池穴

有句广告词说，"有保养老样子，没保养样子老"，这是一句非常有意思的话。现今的医美技术越来越进步，常常有人问我，有没有什么穴位可以美白？什么穴位可以去斑？又或者什么穴位有改善肤质的功效？我都会叫他们按压手阳明大肠经的曲池穴。

中医有五脏对应五体的观念，所谓肝主筋、心主脉、脾主肉、肺主皮、肾主骨，意思是筋的问题可以通过治疗肝来解决；血脉的问题可以通过治疗心来解决,而皮肤的问题就要通过治疗肺来解决。

这是很重要的观念,说到皮肤,不管是皮肤病,还是汗腺方面的困扰,中医治疗都离不开肺。我们常常会用到的许多祛风解表的药物,大都是对应到肺的。而在脏腑的关系中,肺又和大肠相表里,所以治疗皮肤的问题,从肺和大肠两经入手,是中医的不二法门。

要保持良好的皮肤状况,排便是十分重要的一环,很多皮肤病或是常冒痘痘的患者,都是2~3天才上一次大号,有的甚至4~5天或一星期才解一次便。大便长时间停留在身体中,皮肤当然会有异常。这时候选用大肠经的曲池穴,既能够通利大肠,又可以对应到肺经来祛风解表,因此它是临床最常使用的保健美容大穴。

曲池穴本身有疏风解表的功效,因此也可用来治疗外感发热的疾病。此外,像皮肤湿疹瘙痒、手肘关节疼痛,都可以选用此穴来治疗。

其实不只是穴位疗法,中医美容的治疗手段是十分丰富的,包含了药物、膳食、针灸、推拿等方法。药物和膳食可改善体内气血循环,针灸与推拿改善体表的循环,同时从内外进行调整,是中医美容较为特殊的地方。其中,中药在美容市场是十分具有潜力的,中药面膜是天然的美白处方,一般多会将白色外观的药物磨粉后敷在脸上,像是白芷、珍珠粉、茯苓、僵蚕、白附子、

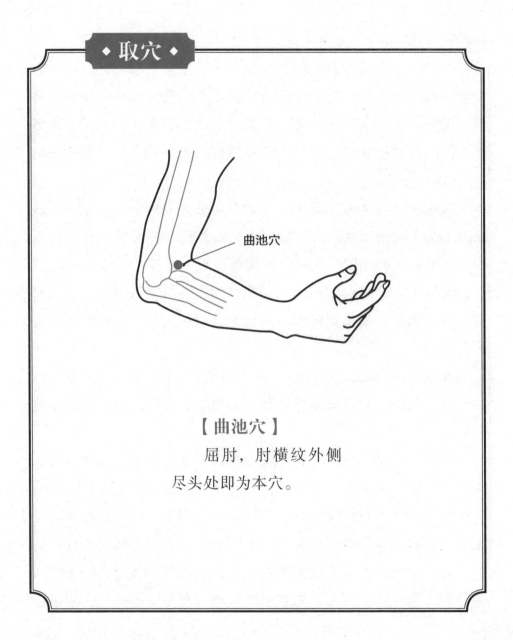

◆ 取穴 ◆

曲池穴

【曲池穴】

屈肘，肘横纹外侧
尽头处即为本穴。

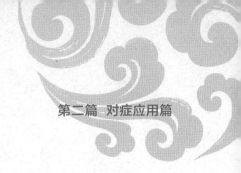

滑石、天门冬等都是常用药。

❖ 养颜美容茶，帮你找回美丽自信

美白的重点除了顾及肠胃，对肝、脾、肾的保养也十分重要，因此"养颜美容茶"里面，包含了补益肝肾的枸杞、女贞子、黄精，还有祛湿美白的茯苓、薏米。此茶除了美白之外，更有淡斑和消水肿的功效。更年期的妇女，肝肾的功能衰退，更需要好好保养一番，此茶也颇为适合。

🍃 养颜美容茶

【材料】枸杞9g，女贞子9g，黄精9g，茯苓9g，
薏米15g。

【做法】以600毫升的水煮沸后，再以小火煎煮
15~20分钟，即可取药汁当茶饮。

第三篇 体质辨证篇

针对不一样的体质 实施个性化的治疗

探究病因、病机前，需先辨别体质

❖ 辨别九大体质，是防治关键

知道这么多穴位之后，我们再来阐述一下中医非常重要的观念之———体质学说。要说中西医有什么不一样，重视体质应该是中医的特色。就以制衣业来举例好了，现代医学就好比一个超大的机器工厂，成批次推出款式风格统一的衣服。反观中医，就像裁缝开的一间小店，针对不同需求的顾客，订制出最合适个人风格的衣服，每位裁缝的眼光和技艺都各有千秋。简单来说，中医就是"个性化的治疗"。

体质受到遗传和环境因素的共同影响，它是一个动态的概念，是人在生长、发育过程中逐渐形成的。假设甲、乙、丙三个人一起出游，遇到大雨被淋湿，返家后都出现感冒症状，但甲主要是喉咙痛；乙是发烧、身体酸痛；丙则是一直打喷嚏、流鼻涕。不知大家有没有想过一个问题，为何同样是淋雨，不一样的人产生的症状会不同？这就涉及中医的体质学说。体质决定了人对致病因素的易感性以及疾病的发展进程。

中医最为厉害之处，就是根据体质的差异来选用不同的治疗方式，治疗各种体质的患者。

中医将体质分为九种类型，包括平和质、气虚质、阳虚质、阴虚质、痰湿质、湿热质、血瘀质、气郁质、特禀质。判定标准是依据个人身体特征、常见表现、心理特征、发病倾向等方面。

我们接下来会逐一介绍不同的体质，让各位读者能够清楚掌握自己究竟是何种体质，并选用适合自己的保养穴位，来改善自己的健康状况。

平和质就是常人的体质，体形多为匀称健壮，皮肤润泽，头发稠密，目光有神，精力充沛，耐受寒热，脉和缓有力。性格随和开朗，平素鲜少生病。

这是一种理想状态的体质，这样的人基本上除了例行性的健康检查以外，不会在医院出现，饮食就是正常均衡地吃。

穴位保健按摩上，可以选用足三里穴和合谷穴来保养。

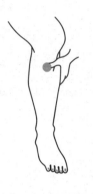

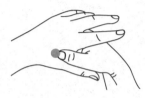

【足三里穴】

　　小腿前外侧，外膝眼（犊鼻穴）下3寸，胫骨前缘外1横指处。

【合谷穴】

　　大拇指和食指并拢，指缝末端肌肉突起最高处为本穴。

气虚质

　　我常常会在门诊上询问患者："你假日想要出去玩还是在家里睡觉？"这问题看似闲话家常，但其实是一个简易且快速的筛检方式。气虚体质的人多半容易疲倦，气短懒言，语声一般比较低弱，容易出汗，怕风，面色多见苍白，舌头颜色偏淡，舌边会有齿痕，形体可能消瘦或是偏胖，肌肉松软无力。气虚质易患感冒、内脏下垂等疾病。

　　气虚体质的人，基本上长期处于代谢速度缓慢的状态，就像泄了气的轮胎，就算偏胖也只是虚胖。这类体质的人最适合用补气的方式处理，平时可冲泡黄芪、党参、甘草、红枣当茶饮；食疗方面则可多吃四神汤、山药鸡汤等等。方剂方面，具有补气效果的玉屏风散、四君子汤、六君子汤、香砂六君子汤，都是常用的处方。

补气的穴位有哪些呢？最常选用的就是百会穴和足三里穴了。百会穴是六条阳经的交会点，提气效果很棒，有些气很虚的病人常疲倦，又怕针灸晕针，就可以从按压或是针刺百会穴开始，等气升提后再针刺其他地方；足三里穴是胃经的穴位，可改善消化功能，加强消化吸收食物，以达到补气的功效。百会穴和足三里穴的取穴方式如下。

◆ 取穴 ◆

【百会穴】

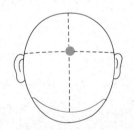

头顶正中线与两耳尖端连线的交点。

【足三里穴】

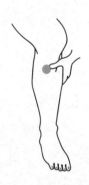

小腿前外侧，外膝眼（犊鼻穴）下3寸，胫骨前缘外1横指处。

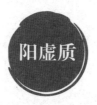

阳虚质

阳虚体质的患者，最容易说出："医生，我总是手脚冰冷，常常要比别人多穿一件衣服。"他们的身体好像永远缺少太阳温暖的照耀一样，终日处在又湿又冷的阴暗之处。这样的体质，往往无法对水液进行良好的代谢，因此许多阳虚患者体内，都会有代谢不掉的多余水分，中医称作"湿"或是"饮"，累积在身体内久了，就容易产生寒湿证或是饮证。

阳虚体质的人，性格多半比较内向、沉静，喜欢吃温热的食物，身材多半较肥胖，肌肉松软。不同脏腑的阳虚会有不同的症状，肾阳虚多有小便频数、下肢水肿、腰脊酸冷痛等症状；脾阳虚则多有肚子冷痛、喜温喜按、腹泻、四肢无力等症状。

针对阳虚质，最重要的就是点燃体内欠缺的那把火，因此中医师常常会使用八味地黄丸、济生肾气丸、右归丸、还少丹、理中汤等方剂，目的就是让体内的阳气充足，将多余的水分消除。

阳虚质最忌讳吃生冷的食物，包含瓜果类、生鱼片以及生菜沙拉，平时的食疗则可以多吃羊肉、牛肉、韭菜、大蒜，也可适当加食一些辣椒，吃粥的时候可以加少许肉桂粉，或是配点核桃仁。

补阳的穴位有哪些呢？最常使用的就是肾俞穴和百会穴了。肾俞穴从下半身供给能量，百会穴再从上半身来升提阳气，可说是搭配完美的组合。

◆ 取穴 ◆

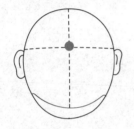

【百会穴】

头顶正中线与两耳尖端连线的交点。

【肾俞穴】

腰部第 2 腰椎棘突下（命门）旁开 1.5 寸处。若不知道第二腰椎在何处，可用和"肚脐"齐平的脊椎即为第 2 腰椎的方法寻找。

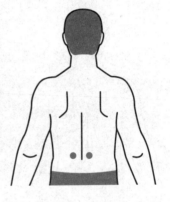

阴虚质

历史上，阴虚体质在早期一直没有受到重视，这和古人生活的背景有关。以前的经济环境较差，晚上既没有电灯，也没有电视，更没有电子产品，就算要点个蜡烛，也是家庭比较富裕的才有这种条件。

古代三餐也是粗茶淡饭，逢年过节才有机会吃到一点肉制品，少了熬夜、吃油腻烤炸辣食物等伤阴的习惯，阴虚体质确实较为少见。不过还是有一些医家，如元朝的朱丹溪，特别认识到养阴的重要性，其后再到明清以至近现代，阴虚证才越来越受到中医的重视。

阴虚质一般常表现为体形偏瘦、口干、大便干燥或偏细、皮肤干燥、手足心很热、心悸、失眠多梦、舌头很红等，其实很多现代人有这样的体质。

临床上，我都会嘱咐此类患者要多吃一些胶质丰富的食物，譬如山药、黑木耳、白木耳、百合、猪蹄、海参、甲鱼等等。不过更重要的是情绪上的调整，这种体质的人要放慢自己的脚步，凡事不要操之过急。常用来治疗阴虚的方剂，包含针对肝肾阴虚的六味地黄丸、知柏地黄丸、左归丸、一贯煎等；针对肺胃阴虚的麦门冬汤、沙参麦冬汤、养阴清肺汤、玉女煎等；滋心阴的天王补心丹等。平时的养生茶饮，则可以用石斛或是麦门冬泡茶饮用。

滋阴的穴位，我最推荐三阴交穴和复溜穴，三阴交兼顾肝脾肾三脏，复溜则是滋肾阴效果很明显的穴位。

◆ 取穴 ◆

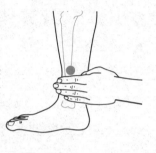

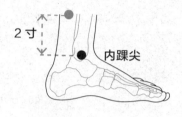

【三阴交穴】

　　小腿内侧，足内踝尖上方3寸（4横指宽），胫骨内侧缘后际即为本穴。

【复溜穴】

　　首先要找到内踝尖和跟腱的中点，然后往上2寸（3横指宽）处即为复溜穴。

2寸

内踝尖

湿热质

　　有本中医古籍叫作《湿热论》，通篇记述湿热的各种证型以及治疗的方药，可见湿热体质在中医中的独特性。湿热质容易出现在潮湿炎热的地区，若再加上饮食肥甘厚味，肠胃消化不及，体内的痰湿郁久化热后就更容易形成湿热。

　　请想象将又热又香的鸡腿便当放在密闭式的车子里面，几天以后会发生什么事情？想必很快散发出难闻的酸臭味。人也是同样的情形，没有充分的运动，没有规律排便的习惯，身体就会像没有开门窗的密闭空间一样。

湿热体质常容易有面部多油垢、排便黏腻不畅、四肢乏力、口苦口干、口中黏腻感、舌质颜色偏红、舌苔黄厚腻、小便颜色黄、男性阴囊潮湿、女性带下增多、皮肤长痤疮等表现。

湿热质是较难调理的体质之一，因为临床一般会使用温燥的药物来去湿，然而温燥的药物容易使热象更盛，就要使用苦寒的药物来清热，苦寒药又会使湿更不易去除，所以湿热体质的患者，非常考验一位中医师的功力。

古人说"湿热相煎，如油裹面"，并非没有道理。试想将油和面粉混在一起后再分开，会是多么困难的事情！治疗湿热质需要根据患者体内湿和热的比例来调整处方用药，常用的方剂包含三仁汤、甘露消毒丹、茵陈五苓散、四妙散、龙胆泻肝汤等等。

一般清湿热的食疗和调理痰湿质是接近的，薏米、红豆、绿豆都是平时可服用的食物。需要特别注意的是，湿热质的人不宜随意进补，因为此时体内已经有一把火在燃烧了，再进补就如同火上浇油。老百姓常会有进补的观念，但要记得是药三分毒，药物用得不好，就算是人参、鹿茸，也是伤害身体的药材。湿热质可以使用曲池穴和上巨虚穴来调理。曲池穴是手阳明大肠经的合穴；上巨虚穴则是足阳明胃经的要穴，同时也是大肠的下合穴。

所谓"治腑者治其合"，合穴的共同使用可以加速清除肠胃的湿热。

◆ 取穴 ◆

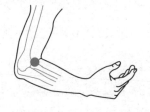

【曲池穴】

　　屈肘，肘弯横纹外侧尽头处即为本穴。

【上巨虚穴】

　　小腿前外侧，外膝眼（犊鼻穴）下6寸，胫骨前缘外1横指（中指）处。当足三里直下3寸，胫骨前肌中。

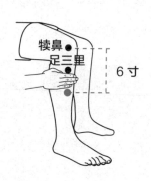

痰湿质

　　痰湿质最常见于少运动但嗜食甜食和冷饮的患者，这类患者多半是属于身材较肥胖，腹部肌肉松软的类型。它是如何形成的呢？当吃了太多冷饮，造成脾胃的消化功能出了问题，或是吃太多甜食导致无法消化时，过多的食物和水饮，在体内呈现异常停留和积蓄的状态，就会形成痰湿。症状包含额头、脸颊老是油油的，舌苔是一层厚厚的白腻苔，大便常常会粘在马桶上面，痰多，头重，腰重等。

化痰湿的重点，不在于药物治疗，而在于个人生活习惯的调整，尤其是在饮食和运动方面。要改掉吃大鱼大肉、吃甜食、喝冷饮的习惯，每天坚持规律的运动，让身体多余的代谢物及时排出。

食疗方面，可以吃一些具有利湿效果的薏米、红豆、绿豆或是茯苓糕等，但是切记食用这些食物时不要加糖，或是只加一点就好，否则甜的食物又会产生更多的痰于体内。

中医认为，脾主要负责运化水湿，但又是"生痰之源"。脾湿是痰湿的基础，因此"健脾化湿"为治痰湿的不二法门。常用来化痰湿的方剂有二陈汤、五苓散、苓桂术甘汤、温胆汤等，方中的药物几乎都是从脾来论治。

临床我常使用丰隆穴和阴陵泉穴来帮助痰湿质的患者，这两个穴位在前面都提及过。需要额外注意的是，对痰湿质的调理多费时较长，除了医师须持续引导患者保持良好的生活习惯，患者也须做好长期治疗的心理准备。

◆ 取穴 ◆

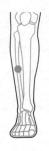

【丰隆穴】

　　外膝眼与外踝尖连线的中点处。

【阴陵泉穴】

　　正坐屈膝或仰卧位，用拇指沿小腿胫骨内缘由下往上推，至拇指到达膝关节时，在小腿胫骨向上弯曲处可触及一凹陷，便是阴陵泉穴。

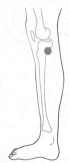

血瘀质

　　"血瘀"的概念，在古代中医发展史的后期，理论才逐渐完善，这和时代背景有关。古人因为时常遭遇饥荒或是传染病流行难以控制，平均寿命较短，但随着医疗水平渐渐发达，平均寿命延长之后，"血瘀"的问题就渐渐被医家重现。

　　清朝有位医家叫王清任，他写了一本《医林改错》，着重强调活血化瘀这一治疗大法。现代血瘀体质的人越来越多，不外乎与多坐少动、饮食肥甘厚味、平均寿命不断增加有关。器官随着年龄增长势必会持续老化，血管也是，随着血管弹性越来越差，胆固醇和其他的废物累积越来越多，血管就很容易发生阻塞，渐渐形成血瘀体质。

当然不只老化，还有很多原因会造成血瘀，例如气虚的患者，气虚久了无力推动血液正常流动，也会形成血瘀质，这时就会产生气虚质和血瘀质兼有的复合型体质。此外，长期处在寒冷的环境，寒邪造成的气血不顺，同样会形成血瘀体质。因此，治疗血瘀质患者的时候，需要弄清楚"瘀"是怎么来的，而不是一味使用活血化瘀的方法。

血瘀体质的人舌头多为淡紫或紫色，甚至有瘀斑，口唇颜色偏黯淡，面色暗，容易身体疼痛且痛点固定、有刺痛感，身上容易有肿块或结节，女性经血多血块等。常用的方剂有血府逐瘀汤、通窍活血汤、补阳还五汤、桂枝茯苓丸、少腹逐瘀汤等等。

食疗方面，血瘀质的人平时可多吃纳豆、黑木耳、山楂等食物，多做有氧运动，增强心血管的功能。

活血化瘀的穴位首推血海穴和内关穴。血海穴重点针对妇科和皮肤方面的血瘀证；内关穴则对心血管方面的血瘀证有特效。

◆ 取穴 ◆

【内关穴】

手掌向上，腕横纹上2寸（约3横指距离），在两筋之间。

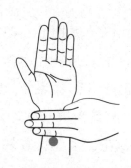

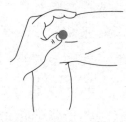

【血海穴】

患者屈膝，医者以左手掌心按于患者右膝髌骨上缘，食指、中指、无名指、小指并拢向前伸直，拇指约呈45°斜置，拇指尖下即是穴位。

气郁质

不知读者是否有过很生气或是压力很大的时候，当时可能胸口有种异常满闷、不吐不快的感觉，那其实就是一种短暂的气郁。气郁和情绪关系非常大。现代人的生活节奏太快，压力又大，从小就开始竞争，很容易压抑自我的情绪，这时人体的肝气是很难调畅的，长久下来就变成气郁体质。

最典型的例子，是《红楼梦》里面的林黛玉。她常常一脸忧愁，动辄触景伤情。气郁质的人一般体形瘦弱，经常闷闷不乐、无故叹气，失眠，胸闷，性格敏感且易杞人忧天，较容易患上忧郁症、精神官能症等疾病。

治疗气郁最常选用的方剂是加味逍遥散，它应该算是中医师最常开立的处方之一了，其他还有柴胡疏肝汤、四逆散、小柴胡汤，这些都是柴胡剂的变化方。治疗气郁质患者，疏肝理气就是主要的治疗原则。柴胡入肝胆经，有疏泄肝气的功效。

平日的养生，可以多喝一点菊花、薄荷、玫瑰花或是洋甘菊之类的茶饮，大多数的花草茶都具有理气的效果，所以下午茶也是一个很不错的发明，借助令人放松的休闲时光，喝一杯具有疏肝理气的花草茶，对身心皆有帮助。气郁质患者最重要的，是要学会放松心情，放下不必要的烦恼。所谓退一步海阔天空，十年二十年之后，再回头看当初介意的事情，都不过是芝麻绿豆一般的小事罢了。没有什么困难是无法克服的，重点是心能不能放下它。

穴位按摩方面，合谷穴和太冲穴是一对好帮手，我们将其左右四穴称为四关穴，医书《针灸大成》提到，四关穴"即两合谷、两太冲穴是也"。四关穴，是与气血运行相关的要穴，可以理解为四个重要的关卡，因此在气血运行出现障碍的时候，四关穴就是疏通气血的重要穴位，它们就好比交通警察一样，能够保障道路的疏通。

　　我在临床上，若是遇到主诉多达20～30项，这里痛，那里痛，全身都痛的患者，有时就会选用"开四关"的方式，先让气血的运行恢复顺畅，待患者第二次看诊的时候，再对现出原形的主要疼痛集中火力治疗。

◆ 取穴 ◆

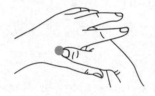

【太冲穴】

　　沿着足大趾与次趾之间的缝隙，往上至两根跖骨之间，继续推到两跖骨结合的地方，即是太冲穴。

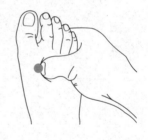

【合谷穴】

　　大拇指和食指并拢，指缝末端肌肉突起最高处为本穴。

特禀质

　　特禀质基本上是容易过敏或是有遗传性疾病的患者，常伴有过敏性鼻炎、哮喘、药物过敏、特应性皮炎等。对于遗传性疾病，中医治疗能做到症状的缓解，或是体质的改善，但要治愈是不大可能的事情。本节所谈的按摩和保健主要针对过敏体质而言。

需要指出的是，特禀质有阴虚、气虚、气郁、湿热等各种体质存在的可能，它只是代表过敏或是遗传的一种特殊分类而已。特禀质多对外界环境变化适应差，因此日常保健十分重要，如饮食则讲究清淡、平补的方式，常保暖，天气变化时要戴口罩，周围环境要保持整洁舒适，重视对过敏原的检测和预防等。

治疗上，针对皮肤过敏常用的有消风散、当归饮子、清上防风汤等等；鼻子过敏则可选用参苏饮、小青龙汤、香砂六君子汤等等。

食物方面，蚕豆、浓茶、咖啡，以及海鲜、酒、辣椒、茴香等腥膻、辛辣发物，容易导致过敏，应少吃，芒果、榴莲、荔枝等热性食物也宜少吃，而绿豆、冬瓜、薏米这类清热、利湿的食物可多吃。

穴位按摩可选用合谷穴及血海穴来处理。血海穴主要适用于治疗皮肤过敏，可加用曲池穴来增强效果；合谷穴则是鼻过敏的保健要穴，当然搭配迎香穴来加强治疗则更好。

◆ 取穴 ◆

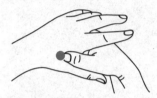

【合谷穴】

　　大拇指和食指并拢，指缝末端肌肉突起最高处为本穴。

【血海穴】

　　患者屈膝，医者以左手掌心按于患者右膝髌骨上缘，食指、中指、无名指、小指并拢向前伸直，拇指约呈45°斜置，拇指尖下即是穴位。

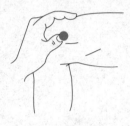

将古人的养生智慧发扬光大

在诊室或路上，常常会碰到患者和家属询问："孙医生，你每天忙于看诊、研究、教学、处理公务，却仍然朝气蓬勃、神采奕奕，到底是用什么秘方养生，能有如此惊人的体力与耐力，持续为患者服务？"

我笑笑说："当医生的人整天埋首于工作，哪有时间考虑如何养生啊。"同时也自嘲，连找时间运动都很奢侈，只能利用出诊空档，练练几招八段锦而已。

不过，毕竟我长年受传统医学的熏陶与影响，饮食几乎皆遵循老祖宗的智慧，并将其奉为指导原则，且身体力行。如，西方营养学认为水果是维生素的主要来源，可是中医却直言，很多水果偏寒性，有些人不宜食用。

我真的没有什么独门养生秘方可以传授，但还是有几个平日的饮食习惯与生活作息要点，提供给大家作参考。

1 有空练练健身八段锦。八段锦由八种肢体动作组成，每种动作称为一"段"，都要反复练习多次，并配合气息调理。一般来说，其动作比较舒缓，适合各年龄层的人锻炼。通过练习可以起到调理脾胃、舒筋活血的作用，甚至有延年益寿的效果。

2 少吃生冷水果，如西瓜、柑橘等。生冷水果对人体最直接的影响，就是容易引起肠胃不适，甚至拉肚子。冬天的时候，我更把生冷食物列入黑名单。

3 少吃甜食。中医认为甜食易生痰，容易阻碍身体代谢，偶尔轻松一下解馋即可，不宜多食。

4 过于忙碌、能量不足时，用热开水泡黄芪喝，有助于把气补回来，可把它当作平常的茶饮。《本草纲目拾遗》记载，黄芪味甘，性微温，归脾经（与肠胃功能相关）、肺经（与呼吸系统、皮肤相关），其言"补气"之意就是补脾肺的气。

5 尽量在晚上 11 点前就寝。中医认为，晚上 11 点到凌晨 3 点，是胆经和肝经排毒的时间，建议大家最好在 11 点前上床睡觉。而据我本人的习惯与经验，晚上 11 点入睡，隔天排便非常顺畅，超过夜里 12 点睡觉，第二天一定便秘。所以现在我会尽量早睡，以免第二天受便秘之苦。

6 凡事过犹不及，要讲求平衡，适时放下。我会在工作或生活面临压力时，沉浸于文字之中，让心灵重新获得平静。

7 平常多按合谷穴、内关穴、足三里穴。这些穴位不只有保健功效，也可缓解一时的不适。例如，头痛、感冒喉咙痛，可按合谷穴，刺激脑部释放内啡肽止痛；出现恶心、呕吐、胸闷等症状，则按压内关穴；腹胀、腹痛要多按足三里穴，有助肠胃蠕动。

以上方法都非常简单且容易实行，其实不外乎是要做到五行均衡、适时休息。希望个人一点浅见能够对读者有更多的启发。若诸位读者能在字里行间摸索出自身的保健之道，则实属吾之万幸。